# QUESTIONS

## D'HYGIÈNE ET DE SALUBRITÉ

# DES PRISONS

DE LA

## POSSIBILITÉ DES TRAVAUX AGRICOLES

### DANS LES MAISONS CENTRALES,

EN PARTICULIER DANS CELLE DE CADILLAC — SUR — GARONNE

(Ancien château du duc d'Épernon),

## PAR J. F. FAUCHER (DE PARIS),

Docteur en médecine,

médecin en chef du service médical de la maison centrale de Cadillac,
ancien inspecteur des eaux minérales de Brides en Savoie, ex-médecin de la marine et
membre du Conseil de salubrité du département de l'Aube,
membre du Conseil d'hygiène et de salubrité du canton de Cadillac (Gironde),
correspondant de l'Académie impériale de médecine de Turin ,
de la Société médicale du canton de Genève, de la Société de médecine
pratique de la ville de Paris.

# A PARIS

## CHEZ J. B. BAILLIÈRE,

### LIBRAIRE DE L'ACADÉMIE IMPÉRIALE DE MÉDECINE,

RUE HAUTEFEUILLE , 19.

A LONDRES, CHEZ H. BAILLIÈRE, 219, REGENT STREET.

A New-York, chez H. Baillière, 290, Broadway.

A MADRID, CHEZ BAILLY-BAILLIÈRE, CALLE DEL PRINCIPE, 11.

## 1853

# QUESTION

# D'HYGIÈNE ET DE SALUBRITÉ

## DES PRISONS.

CORBEIL. typ. de CRÉTÉ.

# QUESTION

## D'HYGIÈNE ET DE SALUBRITÉ

# DES PRISONS

DE LA

## POSSIBILITÉ DES TRAVAUX AGRICOLES

### DANS LES MAISONS CENTRALES,

EN PARTICULIER DANS CELLE DE CADILLAC - SUR - GARONNE

(Ancien château du duc d'Épernon),

### Par J. F. FAUCHER (de Paris),

Docteur en médecine,
médecin en chef du service médical de la maison centrale de Cadillac,
ancien inspecteur des eaux minérales de Brides en Savoie, ex-médecin de la marine et
membre du Conseil de salubrité du département de l'Aube,
membre du Conseil d'hygiène et de salubrité du canton de Cadillac (Gironde),
correspondant de l'Académie royale de médecine de Turin,
de la Société médicale du canton de Genève, de la Société de médecine
pratique de la ville de Paris.

# A PARIS

## CHEZ J. B. BAILLIÈRE,

### LIBRAIRE DE L'ACADÉMIE IMPÉRIALE DE MÉDECINE,

RUE HAUTEFEUILLE, 19.

A LONDRES, CHEZ H. BAILLIÈRE. 219, REGENT STREET.

A NEW-YORK, CHEZ H. BAILLIÈRE, 280, BROADWAY.

A MADRID, CHEZ BAILLY-BAILLIÈRE, CALLE DEL PRINCIPE, 11

# 1853

# QUESTION

# D'HYGIÈNE ET DE SALUBRITÉ

## DES PRISONS

### DE LA

## POSSIBILITÉ DES TRAVAUX AGRICOLES

DANS LES MAISONS CENTRALES, EN PARTICULIER DANS CELLE DE CADILLAC.

> La réforme des prisons est une œuvre sérieuse,
> difficile, compliquée, et ce n'est pas trop de toutes
> les forces morales de la société pour les réaliser.
> *(Paroles d'un garde des sceaux.)*

La question des travaux agricoles, appliqués aux maisons centrales de détention, a été longuement débattue dans de nombreux et savants écrits. En traitant à mon tour ce sujet, j'eusse voulu pouvoir puiser dans les précieux ouvrages de messieurs les hauts employés et inspecteurs généraux des prisons, qui s'occupent aujourd'hui encore de ces graves matières (1); mais, éloigné de la capitale, je n'ai pu consulter leurs rapports et les œuvres sorties de leurs doctes plumes, et m'inspirer aussi des documents amassés et coordonnés par eux dans le silence du cabinet et avec les lumières d'une longue expérience.

(1) Je citerai en particulier MM. Dupuis, Pellat, Léon Vidal, Dugat, Lucas, Perrot, Martin Deslandes, Laumayer, Ferrus et Parchappe.

Ce n'est donc qu'avec beaucoup d'hésitation que j'aborde ce sujet important. Je n'ai pas la prétention, Dieu m'en garde! de publier ici une œuvre littéraire ou même scientifique ; ce n'est qu'un travail modeste mais consciencieux, qui n'a pour but que de soumettre à l'expérimentation une innovation utile, nécessaire, indispensable. Telle est ma conviction, motivée par une foule d'observations pratiques médicales, que depuis longues années j'ai recueillies avec une scrupuleuse et incessante exactitude.

Je croirais donc manquer à mon devoir, si je ne venais apporter ma part d'efforts à ceux que font tant d'hommes spéciaux et si justement renommés, pour amener une amélioration tant désirable, et dont les conséquences humanitaires et sociales sont des plus graves qui puissent être recherchées.

En agissant ainsi, j'entre, je le crois, dans la voie des progrès, si franchement et si largement ouverte par l'empereur Napoléon III, qui, en y entrant lui-même le premier, a le droit d'adresser aux fonctionnaires spéciaux, comme à tous les autres, les énergiques paroles que naguère il adressait à l'armée : « Je ne vous dirai pas : Marchez, je vous « suis; mais je vous dirai : Suivez-moi. »

Dans les prisons où le travail est institué, atteint-il le but que le législateur s'est proposé, et contribue-t-il à la moralisation qu'on veut effectuer ?

Les travaux reconnus indispensables à la moralisation du prisonnier doivent-ils toujours être pris dans les professions industrielles ?

Comme solution du problème, ne peut-on pas admettre des travaux mixtes ?

Telles sont les graves réflexions qui se présentent à la pensée de tout homme qui, par dévouement ou par fonctions, est appelé à voir et à observer les détenus dans les maisons centrales.

On a essayé des colonies agricoles, mais ces philanthropiques établissements n'ont été jusqu'à présent installés en quelque sorte que pour de jeunes détenus.

Le gouvernement vient, il est vrai, de soumettre à la colonisation agricole de nombreux prisonniers politiques. Cette sage mesure sera d'un avantage immense pour la santé et l'apaisement moral de ces hommes, égarés et surexcités par d'aveugles et de violentes passions politiques. Mais si ces hommes doivent être classés dans une catégorie exceptionnelle, il n'en serait pas moins désirable de voir dans les maisons centrales les condamnés pour crimes et délits soumis le plus que possible à des travaux agricoles en rapport avec la criminalité des détenus, la discipline de la maison et la santé des travailleurs.

En visitant les bagnes et les prisons, tant en France qu'à l'étranger, j'ai recherché les maladies qui y sévissent le plus fréquemment, en tenant compte des principales causes des décès.

Il résulte de mes remarques, qu'en dehors des causes inhérentes au séjour des prisons, à l'alimentation et aux habitudes des détenus, la nature des travaux pèse lourdement dans la balance de la mortalité.

Sans aucun doute, le travail industriel ne peut pas disparaître totalement des maisons centrales, mais il y aurait lieu à concilier ces travaux avec ceux de l'agriculture.

Aussi, dans ce mémoire, je m'attacherai à faire très-succinctement ressortir cette possibilité, m'appuyant sur quatre puissants motifs :

1° Utilité sous le rapport administratif ;

2° Nécessité sous le rapport social ;

3° Indispensabilité sous le point de vue moral en rapport avec l'influence des passions ;

4° Question de vie sous le rapport de l'hygiène et de la santé des détenus.

Si, dans l'examen de ces questions, pour moi purement médicales, je laissais (contre ma volonté) échapper de ma plume quelques vérités trop acerbes, je prie à l'avance mes lecteurs de ne voir dans ces expressions aucune allusion ni intention incriminables, mais bien le seul sentiment qui m'anime, quels que soient les termes dans lesquels je l'exprime, je veux dire un profond désir de faire un peu de bien. Si j'atteignais ce but, ce serait tout à la fois la justification de ma témérité d'auteur et la récompense de mes études de praticien.

Cet appendice étant écrit en particulier pour la maison centrale de Cadillac, il ne sera pas hors de propos, je crois, de donner dès son début, et avant d'entrer en matière, une notice historique et une description du château de Cadillac, aujourd'hui maison centrale.

## NOTICE HISTORIQUE

ET DESCRIPTION DU CHATEAU DE CADILLAC.

Cadillac-sur-Garonne, ancienne ville fortifiée, ayant encore une partie de ses murailles et trois belles tours datant environ du huitième siècle, et dans un état presque complet de conservation.

C'est un chef-lieu de canton, à 35 kilomètres de Bordeaux, sur la rive droite de la Garonne, à une distance de quelques mètres du fleuve.

La ville est située dans une riche et fertile contrée; une partie des maisons sont bâties sur une pente douce, se terminant par un petit plateau, sur lequel est construit le château.

Sa position est exempte des effluves de la Garonne ; aucune fabrique ni dépôt, en un mot, aucune substance délétère ne peuvent vicier l'air.

L'horizon que l'on embrasse de toutes les fenêtres du château est immense ; partout l'œil se porte sur un ciel sans bornes ; on parcourt ainsi un paysage tellement varié qu'on a de la peine à en saisir l'ensemble. En contemplant cet imposant panorama, on n'en admire pas moins sa luxurieuse végétation et les verdoyantes prairies qui entourent les trois principales façades de l'édifice, qui n'a plus pour destination que de renfermer des dégradations sociales.

En consultant l'ouvrage de Guillaume Girard, archidiacre angoulain, mort en 1663, auteur de la vie du duc d'Épernon, imprimée in-folio en 1655, et l'extrait du journal des religieuses de l'ordre de la Sagesse, chargées de la surveillance des détenus, on lit que le château de Cadillac existait dès le neuvième siècle, sous le nom de château de Bénauge. (Celui qui porte aujourd'hui ce nom ne fut bâti qu'en 1490.) Il avait appartenu antérieurement, de même que tous le pays qu'il commande, à l'illustre famille des Paulins, famille consulaire de Bordeaux, dont était Paulin, évêque de Nole.

Par succession le château et la Bénauge, dont Cadillac était le chef-lieu, appartinrent plus tard à la célèbre famille de Bourdieu ou Bourdau.

Vers l'an 1253, il fut confisqué, ainsi que la vicomté de Bénauge, par le roi d'Angleterre, Henri II, duc d'Aquitaine, lequel le donna avec sa seigneurie à son sénéchal, Jean de Grailly, par une charte en date de 1266. Le château, déjà très-fort, fut encore fortifié par les Anglais, maîtres du pays, ce qui ne l'empêcha point cependant, dans ce temps de troubles, d'être pris et repris par les Français et les Anglais.

La famille de Grailly, qui posséda le château pendant plusieurs siècles, le transmit par alliance à la famille de Foix, dans le quatorzième siècle, laquelle, par alliance aussi, le transmit en 1588 à Jean-Louis de La Valette, premier duc d'Épernon, qui épousa Marguerite de Foix de Candalle, unique héritière de la branche aînée de l'illustre maison de Foix, après la mort de monseigneur François de Foix, évêque d'Aire, oncle et tuteur de la duchesse d'Épernon.

Le château de Cadillac, qui avait logé plusieurs rois de France et d'Angleterre, qui avait été habité par plusieurs hommes célèbres, ses propriétaires, tels que Jean de Grailly, captal de Buch ; Gaston de Foix ; Jean, comte de Candalle ;

le cardinal de Foix ; le château de Cadillac, disons-nous , paraît être abandonné pendant quelques années de ses maîtres, pour rester l'habitation des domestiques et des agents du seigneur. Mais bientôt le duc d'Épernon le fit démolir pierre à pierre, et sur son emplacement s'éleva un des plus beaux monuments de la France moderne. Ce nouveau château, commencé en 1598, ne fut à peu près terminé que dans l'an 1620, sous la direction de l'architecte Langlois.

Plusieurs artistes italiens, venus en France avec les Médicis, travaillèrent à ce bel édifice, qui fut visité par Henri IV, Louis XIII, Louis XIV et leurs cours , Richelieu , Mazarin et plusieurs autres grands personnages.

La propriété du château passa en 1662, après la mort du deuxième duc d'Épernon, à la branche cadette des Foix, qui le garda jusqu'en 1714. Alors les familles Moncassin et Preissac le possédèrent comme parents et descendants des Foix par les femmes. Le dernier seigneur, Louis de Preissac, émigra en 1792. La nation s'empara de toutes les propriétés et du château, qui devint le siége de toutes les administrations révolutionnaires, dis-tricts, tribunaux et clubs du pays.

Mis souvent en vente par le domaine, il ne trouva

pas un acquéreur, quoiqu'il fût offert à bas prix (12,000 fr.).

En 1807, le dernier des Preissac étant rentré en France, l'empereur Napoléon lui rendit le château. M. de Preissac ne sachant à quoi utiliser cette magnifique habitation, la vendit 35,000 fr., pour en faire une maison centrale de détention. Un beau pont en pierre, jeté sur les larges et profonds fossés qui entourent le château, conduit à l'entrée principale.

Autrefois cette entrée était immédiate sur la cour d'honneur, mais pour l'approprier à sa nouvelle destination, on fit construire en 1819 et 1820 un avant-corps de bâtiment masquant la façade principale, et deux disgracieuses ailes latérales qui déparent les deux élégants pavillons latéraux.

Pour faire place à ce triste paravent de pierre, on démolit le noble et majestueux portail qui fermait la grande cour, et on le remplaça par une porte à double guichet, se reliant à deux murailles de droite et de gauche, qui viennent se réunir aux deux ailes dont il a été parlé tout à l'heure.

C'était sacrifier l'art à la sûreté, et ce n'est pas malheureusement le seul sacrifice qu'il ait fallu faire pour, du somptueux et monumental manoir des d'Épernon, en faire une triste prison ; mais du moment que telle était sa destination, il fallut bien qu'il en fût ainsi ou à peu près.

Une fois qu'on a franchi le second guichet, on se trouve dans la vaste cour du château, servant aujourd'hui de préau à la population prisonnière. Cette cour, bien plantée de beaux tilleuls, ressemble à un frais quinconce. A droite et à gauche des deux murailles de la porte d'entrée se trouvent des hangars, stations et dortoirs; d'autres ateliers et dortoirs existent dans les deux ailes formant superfétation avec le château.

Pour arriver au bâtiment principal, on franchit un large et grandiose perron ; la grande porte qui conduit au principal escalier est surmontée d'un magnifique balcon en pierre. D'immenses salles constituent le rez-de-chaussée, l'ancienne salle dite des gardes sert de chapelle, l'emplacement du maître-autel est l'ancienne cheminée, à laquelle il n'a fallu ajouter qu'un autel pour en faire un monument remarquable.

Le côté gauche du rez-de-chaussée est composé de quatre salles principales qui ne le cèdent en rien au grandiose des autres parties du château, et est destiné à l'infirmerie des détenues. Dans la dernière salle, qui était, dit-on, la chambre à coucher de la duchesse Marguerite, on remarque au plafond plusieurs médaillons à fresque ; le pourtour de ce plafond est garni d'une corniche avec le chiffre de la duchesse et la couronne ducale. Du reste, ces armoiries se voient dans plusieurs salles de l'établissement, sur le sol même; elles sont formées de marbre noir et blanc.

Dans l'étage supérieur, les dortoirs des détenues ont été de vastes salons aux poutres et aux volets dorés; six cheminées du style le plus riche et le plus grandiose attirent tous les regards et frappent d'admiration les rares visiteurs admis à vérifier le goût et les sculptures de l'époque des Médicis.

Aucun monument ni palais en France ne renferment de si magnifiques cheminées; on ne sait ce que l'on doit le plus admirer, ou de leurs colossales proportions, ou de la profusion d'or, de marbre et d'ornements d'architecture qui entrent dans leur splendide construction.

Les escaliers dérobés sont des chefs-d'œuvre d'art, ainsi que les deux escaliers des pavillons et les salles de l'étage au-dessus du rez-de-chaussée. Partout les voûtes et les ouvertures révèlent une science architecturale que peuvent envier nos constructeurs modernes. La salle servant de cuisine aux détenues a des dispositions telles, que son acoustique est aussi remarquable que celui de la fameuse salle des Arts et Métiers de Paris. Il n'est pas jusqu'aux tuyaux externes des cheminées, qui appellent l'attention des curieux, par leur ressemblance avec ceux du château des Tuileries à Paris. Sur la façade du nord s'avancent en saillie hardie six beaux balcons affectés aux fenêtres principales; au pourtour du château, se développent de larges et belles terrasses, avec un élégant pavillon aux quatre angles, rappelant à peu près ceux des fossés-jardins de la place Louis XV, à Paris.

Franchissant encore les fossés, un autre pont en pierre conduit du château au grand jardin situé à son arrière. On parvient aux fossés dits douves, par un escalier aussi en pierre.

Dans toute l'étendue des bâtiments on a ménagé des plafonds élevés ; les pièces sont éclairées par de larges et hautes fenêtres. Partout enfin semble régner et se réunir toutes les conditions favorables à une bonne hygiène et à la plus parfaite salubrité.

Le 4 avril 1822, la maison centrale d'Eysse, située à Villeneuve d'Agen, évacua toutes les femmes qu'elle renfermait pour les transporter, au nombre de 180, à la maison centrale de Cadillac. D'autres prisonnières vinrent se réunir à ce premier nombre, et bientôt on compta 250 prisonnières; depuis, ce nombre n'a jamais décru, il a quelquefois même atteint le chiffre de 340.

Nous avons cru cette digression nécessaire pour

bien faire connaître la véritable constitution de la prison de Cadillac, qui ne ressemble en rien aux autres établissements ayant la même destination ; par cela même elle semblerait devoir être exempte de toutes les influences insaisissables, mais absolues, qui règnent dans tous les établissements destinés à la captivité.

Le pays qui environne Cadillac est magnifique : des coteaux l'abritent des forts vents et des grandes gelées, le beau et rapide fleuve, qui baigne en quelque sorte les murailles de la ville, ne laisse aucuns dépôts ni effluves marécageux, causes trop fréquentes des épidémies et des épizooties. Les grandes routes qui, dans tous les sens, coupent la contrée, laissent un libre cours à l'air. Tout se réunit donc pour faire de la maison centrale de Cadillac, la prison la plus saine de toutes les maisons centrales de France.

Si j'insiste sur ce point, c'est pour mieux faire apprécier la nature des influences destructives que rien ne peut empêcher, la maison fût-elle encore dix fois mieux située, et provoquer la prompte réalisation des mesures propres à faire cesser les influences mauvaises, qu'il dépend de la volonté de détruire et de prévenir.

# CHAPITRE PREMIER.

UTILITÉ DES TRAVAUX AGRICOLES DANS LES MAISONS CENTRALES,
SOUS LE RAPPORT ADMINISTRATIF.

Une solution encore à trouver, est celle de dégréver le plus que possible le budget de l'État des dépenses qui pèsent sur lui pour l'entretien des maisons centrales et des prisons.

Bien téméraire celui qui, dès aujourd'hui, assurerait avoir résolu ce problème. On peut cependant, sans trop de hardiesse, affirmer que s'il devait être résolu, ce serait, sans contredit, par l'introduction des travaux agricoles dans les prisons.

Pour assurer la durée d'une innovation, on doit l'appuyer sur des faits pratiques et nombreux ; mais avant tout, ce système doit être admis sur une échelle graduée.

C'est ainsi que je demande à procéder dans le système, dit mixte, que je désire voir mettre à l'étude dans la maison centrale de Cadillac.

Le vaste jardin tenant au château, ses larges et profonds fossés, sont très-susceptibles d'être mis en culture et de donner de bons résultats. En adoptant la culture des légumes, dont il faut une grande quantité pour la nourriture de chaque jour, la régie amoindrirait ses dépenses.

Cette nature de culture réclame de fréquentes façons à la terre, des binages, sarclages et arrosages. Par cela même, on aurait tous les jours à occuper un certain nombre de femmes.

A ces soins du jardinage peut ne pas se borner l'emploi des femmes de la campagne, d'autres travaux d'assainissement et de conservation peuvent se pratiquer, comme le grattage et l'extraction des herbes qui poussent entre les interstices des pavés des cours et sur les parties non pavées, le nettoyage des murailles, afin de les débarrasser de toutes les mousses et des plantes parasites qui croissent dans les fissures des pierres, et qui non-seulement nuisent à la beauté du monument, mais concourent à en hâter les dégradations, que le temps et les variations atmosphériques infligent à toutes les constructions humaines.

Pour le revenu, on peut aussi utiliser les rebuts du jardinage, les mauvais fruits, les débris des tables, les détritus de la cuisine, pour élever, dans une partie éloignée de la maison, trois à quatre porcs dont la graisse trouvera son emploi et son économie dans les préparations culinaires affectées à l'ordinaire des condamnées.

Toutes les femmes de la campagne savent parfaitement conduire la nourriture de ces animaux, qui fourniraient encore une certaine quantité de fumier, par la paille qu'on leur donnerait pour la litière, et que l'on tire des rebuts de la latanerie, de quelques déballages et des paillasses de l'infirmerie.

Il faudrait, il est vrai, à ces prisonnières ainsi employées, une rétribution, calculée sur le rapport des produits, prenant pour base la mercuriale du prix le plus inférieur des marchés, prenant encore en considération l'usure des instruments aratoires fournis par la maison et des dégradations de certaines parties de leur vêtement.

Il y aurait donc bénéfice certain : on aurait toujours de la graisse de porc, et même de la chair, ainsi que des légumes au-dessous du prix le moins élevé, sans avoir à courir les chances des prix en hausse, lorsqu'il y a rareté dans la production, et dans la culture des jardins la production serait souvent au delà des besoins de la consommation : on pourvoirait aux inconvénients de la surabondance par l'intermédiaire des femmes qui, dans la ville, font le commerce dit de revendeuses de légumes.

Dans un précédent paragraphe, je disais qu'il était nécessaire de déblayer les murailles des plantes parasites qui les recouvrent. Cette utilité devient de plus en plus impérieuse.

Ce travail fut obligatoire il y a quelques années, et les ouvriers entraînèrent une dépense de 800 fr. Il y aura sans doute des parties de la construction que ne pourront atteindre les femmes, mais cela ne sera que sur une petite étendue, la coopération de quelques journées d'ouvriers suffira pour achever tout le travail.

La plus grande partie de la somme de 800 fr., répartie sur les femmes employées à ce nettoyage, servira à couvrir bien des journées qui, mises en présence de celles qu'eussent employées les ouvriers, se trouveront au moins de deux fois inférieures à celles qu'il eût fallu leur solder.

Le boni que l'État peut retirer est donc incontestable, mais ce qui sera inappréciable, ce sont les bienfaits que les prisonnières en retireront : d'une part elles couvrent le sol de légumes et de fruits, de l'autre elles assainissent les dépendances de la prison, et lui donnent un aspect de propreté qui tout en faisant ressortir sa beauté extérieure, conserve à l'art un monument historique.

Les femmes destinées à la culture, et surtout celles qui précédemment vivaient à la campagne, auront donc une triple compensation : 1° travailler encore conformément à leurs goûts et à leurs habitudes, et conserver ces goûts et ces habitudes pour l'époque de leur sortie et de leur retour au foyer champêtre; 2° être employées à des travaux qui, en leur procurant la santé, leur rapportent du salaire, comme si elles étaient dans les ateliers; 3° et dans le calme de la nature et en présence des œuvres de la divinité, dispensatrice de tous les dons, elles recouvreront la tranquillité nécessaire à leur vie trop souvent dissipée et en opposition avec la morale religieuse.

Deux questions de la plus haute gravité viennent se placer ici comme complément du système pénitentiaire : l'adjonction des travaux agricoles. 1° Comment est-il possible de placer des détenus, sans embarras, sans périls et sans grands frais, dans des exploitations agricoles en dehors des prisons?

2° Comment, sans imposer au trésor public des charges trop grandes, l'administration se procurera-t-elle les terrains et le mobilier nécessaires à une exploitation agricole?

La première question se résume dans trois propositions : 1° embarras pour la discipline; 2° péril pour la surveillance; 3° frais pour maintenir l'une et l'autre.

La seconde question se résume à son tour dans ces deux autres propositions : 1° dépenses pour l'acquisition des terrains et du mobilier nécessaires pour une exploitation agricole; 2° difficulté d'acquisition de terrain à proximité des maisons centrales.

J'aborde de front ces difficultés.

## PREMIÈRE QUESTION.

### 1° Embarras pour la discipline.

Et pourquoi donc les règles disciplinaires ne seraient-elles pas aussi bien observées extérieurement qu'intérieurement, et en quoi la répression de leurs infractions ne serait-elle pas aussi effective? Est-ce l'enceinte des murailles qui garantit l'observation de la règle de la part des détenus et les dispose ou les force à les mieux observer? Non, et c'est précisément le contraire qu'il faut reconnaître. Plus une contrainte est grande, plus grande est la résistance qui veut s'y soustraire. C'est là non-seulement un principe de philosophie, mais encore un principe mathématique : plus donc les détenus sont resserrés par des murailles, plus ils cherchent à les escalader ; plus immédiate est sur eux la pression de la règle, plus ils cherchent à la violer.

Je vais plus loin, et je dis que la claustration absolue et l'agglomération exagérée sont des causes énergiques et incessantes d'exaltation imaginative, d'infractions disciplinaires, par la raison, pour la première, que rien ne vient distraire ces imaginations toujours en présence d'elles-mêmes; et pour la seconde, que plus il y a d'individus agglomérés, plus il y a d'attractions pour se mettre en communication réciproque.

Ces causes communes à tous les centres d'agglomération d'individus enfermés, ne sont neutralisées, ou tout au moins atténuées dans les couvents, par exemple, et surtout les couvents de femmes, de la part desquelles (soit dit sérieusement et sans banale épigramme) le silence absolu est plus pénible à garder, qu'au moyen des exercices religieux fréquents, du travail varié, de récréations et de chants en commun, et de l'obligation de conscience d'observer tout et chaque point de la règle, comme expression parlante de la volonté divine.

Ces moyens, qui pour quelques-uns ne peuvent être employés dans les maisons centrales, seraient remplacés autant que possible par le travail agricole. Ce travail ouvrirait pendant quelques heures au moins aux détenus les portes de leur prison, et les introduirait dans l'espace libre et en plein air : leurs yeux sont alors frappés par les objets extérieurs, qui donnent à leur imagination un autre cours que celui qu'elle suit dans l'enceinte de pierres où elle est circonscrite; enfin, les nécessités du travail agricole isolent les individus, ou du moins fractionnent l'agglomération, et par là même diminuent les causes d'infractions réglementaires et de démoralisation mutuelle.

Il n'apporte donc pas d'embarras à l'action réglementaire et répressive, il la rend au contraire plus rare et plus facile.

### 2° Péril pour la surveillance.

La surveillance, dit-on, est difficile sinon impossible, sur un plus ou moins grand nombre de détenus isolés ou disséminés.

Erreur encore! Et d'abord, dans le système du travail agricole pour les détenus, il n'y a pas un isolement complet, en ce sens qu'ils sont toujours à portée de voix et sous les yeux des gardiens. Ils sont isolés, il est vrai, autant que possible les uns des autres, mais ce n'est là qu'un distancement, s'il m'est permis d'inventer une expression, qui, loin de nuire à la surveillance, la favorise au contraire, en détachant chaque individu et permettant d'apercevoir ses actes propres, sans confusion possible avec ceux des voisins.

Quant à la dissémination des détenus, elle étend, il est vrai, le cercle de la surveillance, mais ne la fait pas disparaître; elle force, il est vrai, les gardiens à plus d'attention, mais cette condition remplie par eux, ne met pas en défaut leur surveillance, rendue plus facile, ainsi que je l'ai dit, par le distancement.

Y a-t-il danger d'évasion, le plus grave qui pourrait se produire?

Mais d'abord ce ne seraient jamais les détenus dangereux qu'on appliquerait au travail agricole extérieur ; ce travail créant pour le détenu une position plus favorable que celle qui lui est faite dans l'intérieur de la maison, ne doit être donné qu'à titre de récompense et de bienveillance méritées, et par conséquent aux détenus qui inspirent justement confiance. Il sera donné plus particulièrement encore aux détenus qui ont vécu dans les champs, et doivent y retourner ; or, les habitudes de ces individus sont plus faciles, et leurs mœurs moins dépravées que celles des détenus qui ont vécu dans les villes.

Et d'ailleurs, une consigne plus sévère en même temps qu'un meilleur choix de gardiens à qui elle serait donnée, ne pourraient-ils pas empêcher ou prévenir ces évasions ? Les murs élevés, les portes verrouillées, les sentinelles apostées, tout l'attirail enfin de la surveillance nécessaire des prisons, et des maisons centrales surtout, empêchent-ils les évasions ? a-t-on songé à renoncer à ces moyens de sûreté et de surveillance, parce qu'ils ont été mis en défaut par l'adresse ou la hardiesse des prisonniers ?

En Afrique, des compagnies entières de disciplinaires, condamnés aux travaux publics, à travailler dans les ports, les carrières, sur les routes, en rase campagne, sont gardées et maintenues par

quelques soldats armés et résolus ; la discipline est
bien observée, les évasions sont fort rares. Qu'on
fasse ainsi où à l'instar pour les travailleurs agricoles des maisons centrales ; la surveillance sera bien
plus facile encore pour les détenues cultivatrices.

### 3° Frais considérables de surveillance.

Il faudrait, il est vrai, que le nombre des gardiens fût augmenté, mais cette augmentation est
loin d'être aussi considérable qu'on le pourrait
ou voudrait croire. D'abord le choix meilleur des
gardiens, sous le rapport de la moralité, de l'apti-
tude, de l'énergie de caractère et de la vigueur
physique, suppléerait au nombre. D'anciens mi-
litaires encore valides sont toujours, je crois, pré-
férés, et doivent toujours l'être pour les emplois
de gardiens. Le nombre des détenus à l'intérieur
se trouvant diminué de celui des travailleurs à
l'extérieur, le chiffre des gardiens nécessaires à la
surveillance générale, se trouve fractionné et ré-
parti dans une proportion semblable à l'intérieur
et à l'extérieur, sans que le chiffre doive être augmenté au moins considérablement. Et d'ailleurs
quelle peut être l'influence de ce léger accroissement de dépenses, s'il devait avoir lieu, en
présence des immenses et heureux résultats de
l'application du système dont je provoque de toute

l'énergie de ma conviction l'étude sérieuse et l'essai immédiat.

## DEUXIÈME QUESTION.

### 1° Dépenses pour l'acquisition des terrains et du mobilier nécessaires pour une exploitation agricole.

Cette acquisition peut se faire de deux manières : ou par achat ou par location.

Les dépenses d'achat pourraient être considérables en effet, faites en même temps et largement par l'État, mais la valeur qu'elles donneraient aux bâtiments, mais celle que les terrains acquerraient par une exploitation bien dirigée, mais les produits divers de cette exploitation, compenseraient en peu de temps les dépenses qui, en réalité, ne seraient qu'une mise de fonds produisant intérêt.

Mais l'État, en définitive, serait-il obligé de faire lui-même l'achat des terrains et du mobilier d'exploitation agricole ?

Ne pourrait-il faire à cet égard ce qu'il fait pour les travaux industriels ; ne pourrait-il avoir recours à des entrepreneurs qui fourniraient terrains et mobiliers, moyennant salaires ou journées de travail, ou partage des fruits en nature ?

Il y a plusieurs provinces en France où la culture par colonage est pratiquée : le propriétaire donne, sous conditions de rétributions pécuniaires, à un colon ou métayer les terres à cultiver, les bâtiments, le mobilier nécessaires à l'exploitation et à l'habitation, au cheptel à faire valoir et à utiliser pour la culture et l'amélioration du domaine. Le colon cultive, exploite et partage avec le maître, et par moitié, les fruits et produits de toute nature qu'a donnés l'exploitation; il a fourni son travail, le maître a fourni la matière et les instruments. Une équivalente analogie serait facile à mettre en œuvre pour l'établissement du travail agricole dans les maisons centrales, sauf quelques modifications, et elles seraient assez restreintes, dérivant de la position exceptionnelle, dans ce cas, des personnes et des choses.

Le second moyen d'acquisition, ou plutôt de possession des meubles et immeubles d'exploitation agricole, serait la location directe ou le fermage. Ce moyen, beaucoup plus simple et beaucoup moins onéreux, du moins au moment de la mise en activité de l'exploitation, est de facile exécution et se pratique tous les jours, soit dans les colonies pénitentiaires de jeunes détenus, où les terrains possédés en propriété ne sont pas suffisants, soit même dans les maisons centrales ou prisons qui accidentellement ont besoin d'une superficie de terrain plus considérable que celle qu'elles possèdent. Les baux devraient être alors emphytéotiques ou de la plus longue durée possible.

## 2° Difficultés d'acquisition de terrains à proximité des maisons centrales.

Cette difficulté est de double nature, dit-on : difficulté matérielle pouvant provenir du défaut de terrains à acquérir ou à affermer dans le périmètre ou tout au moins le voisinage des prisons ou des maisons centrales ; difficulté morale par les prétentions exagérées des propriétaires vendeurs ou bailleurs de ces terrains.

Cette double difficulté peut exister en effet, et si elle existe, elle a de la valeur ; mais la législation fournit en ce cas les moyens de la vaincre ; cette législation est celle relative à l'expropriation pour cause d'utilité publique. Il est incontestable que les prisons et maisons centrales sont des établissements éminemment d'utilité publique : tout ce qui a rapport à leur conservation, à leur agrandissement, à leur amélioration est donc aussi d'utilité publique ; l'expropriation pour cette cause donnerait donc aux maisons centrales les terrains nécessaires à l'exploitation agricole, malgré les obstacles matériels provenant de la disposition des lieux, et les spéculations exagérées des propriétaires de ces terrains.

J'ai répondu un peu longuement mais victorieusement, je l'espère, aux deux graves objections soulevées, sous le rapport administratif, contre l'établissement du travail agricole dans les maisons centrales ; je finirai ce chapitre par cette simple et logique réflexion, applicable au gouvernement plus encore qu'aux particuliers : Vouloir c'est pouvoir. Or, le gouvernement peut, s'il le veut, établir cet utile et bienfaisant système du travail agricole pour les détenus ; et puisse la discussion à laquelle je viens de me livrer éclairer et déterminer cette bonne et bienfaisante volonté !

# CHAPITRE II.

### NÉCESSITÉS SOUS LE RAPPORT SOCIAL.

On ne peut mettre en doute cette terrible vérité, que l'homme le mieux famé, peut avoir des défaillances, qui le font glisser par une pente rapide jusqu'à l'oubli de lui-même et au crime. Le besoin et le malheur ne justifient pas le vol, mais comment toujours résister à l'infortune, aux cruelles tortures de la faim, à l'agonie d'une femme et d'enfants qui meurent en demandant du pain?

Le meurtre est dans tous les cas un grand crime, mais qui peut répondre d'être toujours maître de son bras, sous la surexcitation de la colère ou de la vengeance?

Les coupables, dans ce cas, sont plus à plaindre qu'à maudire, et les sévérités de la justice les trouvent disposés au repentir et à l'amendement; dès lors il faut, dans l'exécution des peines qui leur sont infligées, agir avec discernement et admettre des tempéraments nécessaires pour ne pas les décourager et les dégrader, même vis-à-vis d'eux, par une injuste assimilation avec les criminels dignes de ce nom.

Ceux-là, qui à leurs mauvais instincts naturels, ont joint des habitudes perverses, se meuvent pour ainsi dire dans l'atmosphère empestée du crime, et le commettent comme un acte ordinaire de la vie. Pour ceux-là, la justice doit avoir été sévère sans espoir; pour ceux-là, l'expiation doit être sévère sans préalables faveurs. La présomption d'amendement est contre eux, il faut qu'ils en justifient.

Intelligents doivent donc être d'abord et bienveillants ou fermes, selon les individus qui doivent y être soumis, le classement des condamnés et la répartition des devoirs disciplinaires, et en particulier du travail dans les maisons centrales.

Aussitôt qu'un condamné est frappé d'un an et

un jour de prison, il doit être transporté dans une maison centrale ; là il sera occupé aux travaux industriels existant dans la maison. Le classement se fait quelquefois arbitrairement, sans toujours tenir compte de la profession antérieure du condamné, surtout sans s'informer de la constitution physique et de l'existence d'une maladie des organes thorachiques ou abdominaux. Il serait plus logique, je crois, de ne classer les détenus qu'après avoir reçu sur chacun d'eux ou d'elles, du médecin de la maison, une note succincte de leur tempérament et de leur santé.

J'ajouterai qu'un inspecteur intelligent, actif, comprenant ses devoirs, ne doit jamais faire un classement qu'après avoir la certitude que le condamné a été visité par le médecin, lequel, de son côté, doit toujours aussi avertir l'administration s'il a reconnu chez le condamné une affection devant appeler son attention, sur le danger qu'il y aurait dans l'exercice de telle ou telle profession. Je connais personnellement et très-intimement des directeurs qui, étant inspecteurs, agissaient ainsi et qui, comme directeurs, avant d'approuver le classement fait par l'inspecteur, connaissaient l'avis consigné par le médecin.

Une majeure partie de la population de la maison centrale de Cadillac est composée de journa -

lières, femmes de la campagne, nullement familiarisées avec les travaux à l'aiguille, encore moins avec
ceux au crochet.

Cependant, à leur entrée dans la maison, beaucoup seront de suite incorporées dans les ouvrières
gantières ou du point de filet, ou de la couture, ou
de la latanerie. Une faible partie est occupée au filage du chanvre ou du lin, quelques-unes au tissage
des paillassons. Voilà donc presque toute une population agricole transformée en industrielles.

Croyons un instant qu'on leur a rendu un grand
service en leur apprenant un état. Mais pour que
cela fût vrai, il faudrait que les femmes de la campagne apprissent un état qui pût leur servir à la
campagne. Je comprends l'utilité de la couture,
mais qu'a appris la femme de la campagne, en sachant coudre des gants, faire des mitaines en soie
ou en fil d'Écosse, tresser de la latanerie pour
faire des chapeaux élégants, des boîtes, des porte-
cigares, tous ouvrages fins et délicats, réclamant
de l'adresse, du goût et l'amour du travail, tous ouvrages n'ayant usage et débit que dans les villes!

La libération arrive enfin avant que la détenue
soit bonne ouvrière, l'heure de la liberté sonne, il
faut rentrer au foyer domestique et reprendre place
dans la société; mais pour exercer l'état qu'on a imparfaitement appris, on ne peut pas retourner au

village : dans ce coin de terre il y a peu de consommateurs d'ouvrages en latanerie, encore moins des gants de choix et peu ou point d'amateurs de mitaines en soie. Que va donc devenir cette travailleuse de terre, instituée de par la maison centrale, industrielle quand même? Évidemment, pour exercer sa nouvelle profession, il lui faut la grande ville.

Mais sous quels auspices arrivera cette nouvelle ouvrière, n'ayant pour tout certificat de recommandation que sa feuille de route, pour toute position que la surveillance de la haute police, pour toute ressource qu'un pécule à peine suffisant pour quelques jours?

Les manufactures, les ateliers, les magasins, les maisons particulières s'ouvriront-ils? S'empressera-t-on d'accueillir cette débarquée de la maison centrale, soit en qualité d'ouvrière, soit en qualité de domestique, soit à tout autre titre de confiance? hélas, non ! ! ! Longtemps encore on ne pourra faire fléchir les préventions ou les justices de l'opinion publique sur les repris de la loi. On croit peu à leur amendement, on leur imprime au front, à la place du fer chaud d'autrefois, le sceau de l'ignominie, on les repousse, on les fuit comme des parias ou les lépreux de la société; que va donc devenir cette population? des mendiantes ou des prostituées ! ! ! si elles ne commettent de nouveaux méfaits, pour retrouver à la maison centrale le pain, le vêtement et l'abri qui leur manquent.

Cet état inhérent aux prisons ne peut, j'en conviens, disparaître entièrement. Que les détenus en général aient été occupés ou non, étant en prison, à des travaux agricoles, ils n'en seront pas moins repoussés de la société, si on ne change pas une partie du système de libération.

Car si on ne peut admettre l'innovation que je propose dans mes conclusions, il faut alors, pour occuper tous ces malheureux à leur libération, il faut, dis-je, instituer des salles d'asile et des colonies agricoles, ainsi que des ouvroirs pour les y recevoir lorsqu'ils ne trouvent pas à travailler en sortant de prison, et cela pendant un temps déterminé et que l'on peut réglementer.

Je n'ai jamais cru et ne croirai jamai, que les travaux des prisons nuisent aux ouvriers libres; cette pensée ne pouvait avoir de crédit qu'au moment, encore près de nous, du triste triomphe de la démagogie ! Mais si jamais il devait exister une concurrence, elle se trouverait dans l'accroissement progressif d'imparfaits ouvriers, ayant fait leur apprentissage dans les maisons centrales, et qui peuvent s'offrir aux industriels spéculateurs à un prix moindre des bons ouvriers.

Que cette raison paraisse peu importante, je n'y

consens pas, je n'ouvrirai cependant pas ici une discussion en règle à ce sujet, elle me ferait sortir des limites du plan que je me suis tracé, et d'ailleurs l'évidence de la proposition et des faits qui la confirment est saisissante et irrésistible. Toutefois, pourra-t-on me contester que les nouveaux ouvriers, façonnés ou même répugnant à cette destination, ne soient pas des travailleurs arrachés à l'agriculture, alors que tous les cultivateurs se plaignent de la pénurie des travailleurs de terre?

Une dernière considération peut encore être appliquée à l'utilité de l'agriculture dans les prisons. Dans toutes les circonstances, les travaux agricoles seront, pendant l'expiation de la peine, toujours une très-bonne occupation ; non-seulement ils rendront des bras à l'agriculture, mais ils en donneront pris parmi la population des détenus qui, dans leur enfance, ont été dirigés aux professions industrielles sans pouvoir bien réussir. Sont-ils coupables de paresse et ont-ils commis des délits ou des crimes, par suite de ce vice capital? ou n'étaient-ils que des êtres imparfaits?

Qu'on interroge bien les antécédents de ces détenus, que l'on en étudie le caractère, les habitudes, et surtout qu'on porte un regard attentif sur leur intelligence ; souvent on trouvera que ces hommes, alors qu'ils étaient en apprentissage, n'ont pu dépasser une certaine limite de savoir, que parvenus à l'âge d'être ouvriers, ils n'ont pu vaincre leur défaut d'intelligence, et que, repoussés successivement de divers ateliers par défaut de capacité, ils ont dû chercher dans les débauches et les sociétés dangereuses une manière de vivre dont ils ne pouvaient trouver les moyens dans le travail.

Dès leur entrée dans la prison, l'interrogatoire apprend qu'ils ont exercé une profession, dans laquelle on les place, ou on leur en donne une analogue ; mais bientôt l'entrepreneur porte plainte sur le mauvais travail de ces détenus, on inflige des punitions sans rien obtenir ; on croit à de la mauvaise volonté ou à une rébellion, on punit plus sévèrement et on classe dans les mauvais sujets incorrigibles, l'homme qui a pour principal défaut de manquer d'intelligence.

Placer ces prisonniers dans les travaux agricoles, ils y tiendront parfaitement une place, soit comme cultivateurs, journaliers ou gardiens de bestiaux. Il y aura toujours un travail pour leur intelligence, exemple que l'on peut constater dans les travaux faits par les aliénés.

Rendons à l'agriculture le plus de bras possible, que l'on transforme en ateliers agricoles les ateliers meurtriers et démoralisateurs des prisons, que l'on fasse faire aux détenus des travaux productifs, que ni l'État, ni les communes ne peuvent entreprendre ; car il faut arriver enfin, et par la force d'entraînement du progrès, si ce n'est de libre détermination, à une réforme pénitentiaire complète, hygiénique et surtout moralisatrice, à côté, ou plutôt en opposition du terrible système cellulaire emprunté aux Américains.

En citant le système cellulaire américain d'Auburn et de Philadelphie, je suis loin de m'élever contre le système cellulaire comme on l'entend en France, c'est-à-dire avec travail ; car le travail est de toute nécessité pour les criminels endurcis et pour les incorrigibles. Il est indispensable pour les prisonniers qui ont la ferme résolution de revenir au bien, si leur peine doit s'expier dans les ateliers en commun ; il faut par ce moyen éviter les connaissances et les reconnaissances.

Dans ce système, la loi du silence n'est même observée que pour les rapports entre les détenus. Fréquemment dans la journée le condamné parle avec les maîtres et contre-maîtres des ateliers, ou avec les employés supérieurs de la prison; on étend même cette latitude aux membres des sociétés de patronage, qui apportent toujours aux détenus des paroles de consolation et de bons conseils.

Tout en partageant l'opinion de la détention cellulaire, je n'en persiste pas moins à dire : introduisons le système bienfaisant et tout français du travail agricole, suivons avec attention les résultats de l'une et de l'autre innovation, et nous verrons bientôt de quel côté doivent se porter nos préférences. N'oublions pas les paroles prononcées par un garde des sceaux devant une assemblée délibérante : « L'état des prisons accuse les gouver- « nements précédents, il accuse aussi la société, il « appelle une réforme. »

Dans sa haute sagesse, l'empereur Louis-Napoléon a commencé l'œuvre, en appliquant le système de la colonisation à une partie des bagnes ; espérons que le tour des maisons centrales arrivera prochainement.

Il faut que la routine fasse place définitivement à l'expérimentation intelligente. Pinel fit tomber les chaînes et ouvrit les cachots des aliénés ; élargissons les guichets et donnons la respiration à l'air libre, au condamné cultivateur repentant et à ceux offrant des gages ou le désir de revenir au bien.

# CHAPITRE III.

### INDISPENSABILITÉ SOUS LE POINT DE VUE MORAL, EN RAPPORT AVEC L'INFLUENCE DES PASSIONS.

Pense-t-on que l'homme, en franchissant les guichets de la prison, ait cessé d'être ce qu'il était chez lui ? autrement dit, lorsque le condamné est entré dans la maison centrale, qu'il est installé dans un atelier, avec un instrument de travail à la main, a-t-il cessé d'être homme pensant ? Évidemment, non.

Le penchant le plus naturel, le sentiment instinctif de tout être vivant, c'est le désir du bonheur ; les hommes comme les animaux, quelle que soit la différence de leur organisation, de leurs besoins et de leurs fonctions, tous indistinctement éloignent la peine et la douleur, tandis qu'ils recherchent avec avidité le plaisir et le bonheur.

Ce sentiment si unanime n'est autre que le principe de la conservation ; de ce principe si simple au premier aspect, si fécond dans ses résultats, naissent toutes les jouissances qui s'enchaînent et se succèdent, selon que les besoins se font sentir, ou que les plaisirs sont satisfaits.

L'homme donne toujours dans les extrêmes, sa pensée lui retrace les plaisirs dont ses sens ont joui. Le jugement qui naît de la comparaison du plaisir passé avec l'attente de celui à venir, l'obstacle qui vient se placer entre lui et le plaisir expiré, lui font envisager la privation comme une souffrance et la lui rendent bientôt intolérable. De cette perturbation de sensations, de ces plaisirs imaginaires rétrospectifs ou anticipés, jaillit la source de la plus grande partie de nos maux et d'une fin hâtive.

Les passions agitent et troublent les forces vitales, par suite de l'union intime des sympathiques rapports de la matière animée avec le principe immatériel, insaisissable à nos sens, appelé âme ou principe vital, agent moteur et modérateur tout à la fois des forces passionnelles.

L'homme est né et vit avec des passions ; c'est comme le sel qui empêche son existence d'être affadie ; c'est le feu qui échauffe son être et lui donne le sentiment ; mais il ne faut pas que le sel soit mal employé, ou à trop grandes doses, car il produirait l'amertume ; il ne faut pas q

soit trop excité ou mal dirigé, car il produirait des ravages. Il ne faut donc pas que les passions soient portées hors des limites de la modération, sinon il y a perturbation ; il ne faut pas qu'elles soient détournées de leur immunité propre, sinon elles s'égarent.

Réduites à ce milieu quintessencié à doses moyennes, si je puis parler ainsi, les passions deviennent alors des goûts dont la direction est facile.

Ceci admis, est-il bien logique, bien sage, je dirai plus, est-il moral d'augmenter cette somme de passions, ou de pervertir ces goûts naturels et de leur en substituer d'artificiels et de circonstance, dans des intelligences peu faites pour les raisonner?

On a fait naître le goût, la passion du travail industriel, mais la plus grande partie de ces ouvriers ou de ces ouvrières improvisés, n'ont souvent qu'un imparfait exercice du travail. Ils ont appris à ébaucher des ouvrages qu'ils ne pourront pas continuer dans le village.

A des goûts, à des instincts qu'ils pourraient utilement ment et honnêtement satisfaire, on a donc substitué d'autres goûts, d'autres instincts, qu'ils ne pourront satisfaire qu'au détriment ou au péril de leur honnêteté. Que devient donc la moralité du travail?

Chez la femme de la campagne, presque toujours habituée à une vie simple, active, laborieuse, on a fait aussi naître le goût, le besoin d'une vie sédentaire et plus facile; qu'a-t-on fait? On a donné à la villageoise les goûts de la citadine, et surtout les goûts parasites de la citadine improvisée. Vous êtes en lutte avec les habitudes premières de la villageoise réstée telle quand même, et sa vie va dorénavant être une succession incessante de combats et de dégoûts, entre les souvenirs et les déceptions du passé et les déceptions du présent, et selon que les goûts anciens ou les goûts nouveaux diminueront, elle redeviendra villageoise aux mains douces et inhabiles à manier sans fatigue et danger le râteau et la bêche, ou à diriger l'étable; ou bien ouvrière des villes, inhabile encore à prendre rang avec les ouvrières libres et à leur faire concurrence. De là, les désordres ou les récidives que j'ai plus haut signalés.

Reportons donc toute notre attention, attention profonde et sévère, sur ce déplorable état de choses, et battons-le impitoyablement en brèche jusqu'à ce qu'il tombe, ou soit grandement modifié.

Quel est le magistrat, l'administrateur, le vrai philanthrope, l'homme religieux par conviction, qui ne puisse, qui ne doive chaque jour déplorer de telles aberrations, de si funestes résultats? On frémit en voyant chaque année une portion de la population agricole enlevée aux travaux innocents et calmes des champs, pour plus tard ne plus vouloir y retourner, et venir dans les villes se ruer sur les fabriques, afin d'avoir leur part des salaires qui s'y gagnent; et, dans tous les cas, accroître le chiffre de ces classes dangereuses de la société, population nomade, que l'on retrouve dans tous les troubles et toutes les perturbations sociales, soldats du pillage, de l'incendie et du crime.

Un système qui produit le plus ordinairement de tels effets, n'est-il pas un système vicieux, et qui doive être repoussé, ou tout au moins atténué par un autre aux principes et aux résultats contraires?

Et en effet, à quel but doivent tendre tous les efforts de l'administration dans l'intérêt de la société, en ce qui concerne les condamnés libérés? A les éloigner le plus que possible des villes, centres de luxe et de corruption, où ils achèvent de se pervertir, s'ils ne le sont pas complétement, et où ils échappent plus facilement à la surveillance, en se cachant dans l'agglomération des individus, ou se confondant avec d'autres hommes tarés comme eux, ou plus qu'eux, qui les empêchent ainsi d'être en saillie ; à rappeler ou à refouler le plus possible les individus dans les campagnes, où les mœurs plus simples, moins vicieuses, où les habitudes plus calmes et plus modestes, où le travail isolé et continuel disposent à la moralisation, et où il est impossible d'échapper à l'attention, au milieu d'une population disséminée et dont les membres se connaissent.

Or, et nous l'avons déjà et surabondamment prouvé, le système unique et uniforme du travail industriel dans les prisons et les maisons centrales conduit fatalement à un but tout opposé à celui-là. Il égare donc, il est donc mauvais; il est donc important, il est urgent et depuis longtemps urgent de le changer.

Cabanis a dit : « Les prisons devraient être des hô- « pitaux de morale, des succursales de l'école. »

Mais telles qu'elles sont, elles ne corrigent pas.

La prison enlève à l'homme sa force morale ; il faut des organisations hors ligne, des intelligences supérieures, des volontés d'une rare puissance, pour résister aux funestes conséquences de la captivité. Ces hommes exceptionnels ne se trouvent pas dans les maisons centrales. Là un homme devient un être passif, il n'a de volonté que pour porter sa pensée vers des choses qu'il ne peut posséder ; il s'exalte l'intellect, mais rarement pour la morale ; il dissimule ses impressions et ses désirs, devient soucieux, défiant, quelquefois querelleur et même criminel encore.

Il faut donc chercher à donner aux prisons un caractère de plus en plus semblable à un établissement moral, intellectuel et même domestique. Qu'on laisse aux travaux industriels les ouvrières en couture, les femmes des villes dites ménagères ; mais que l'on rende à la culture toutes les journalières, habituées aux rudes travaux des champs.

Enfin, que dans une maison centrale, chacun y retrouve autant que possible la profession pour laquelle il était né, et dans laquelle il doit mourir. Surtout qu'on n'oublie pas que chez les peuples modernes, l'agriculture doit être, comme chez les anciens peuples, comme elle est encore chez les Chinois, la première profession.

Car elle nourrit la patrie et lui donne ses plus

nombreux et ses plus mâles défenseurs, là aussi se recrute le sanctuaire, car là il y a un esprit religieux instinctif, qu'inspire et qu'entretient le magnifique et continuel spectacle des grands ouvrages de la divinité et de ses incessants bienfaits. Là l'homme libre dans l'espace et en possession de la terre, semble ne relever que de Dieu, et n'attend le résultat de son labeur que de lui seul. Car par lui la terre se fertilise, les ruisseaux se grossissent, le soleil mûrit les fruits et dore les moissons ; si le villageois courbe la tête lorsque l'orage se déchaîne, le navigateur le remercie des vents alisés.

Tous les jours le cultivateur fait la confirmative expérience que tout dans la nature se meut par un pouvoir souverain ; dès lors, et sans cesse, sa prière monte vers Dieu, entre les mains de qui il a tout confié et dont il espère ou craint tout ; et de même qu'il veut que son champ ou son troupeau ne soit pas stérile, de même sa pensée religieuse ne l'est pas, et se transforme en actes et en pratiques qui en sont la logique naturelle.

Il n'en est pas de même de l'artisan, passant sa vie dans l'enceinte des villes et entre les murailles d'un atelier : l'artisan n'assiste qu'aux exhibitions plus ou moins parfaites de l'industrie de l'homme. C'est de l'homme dont il relève, car c'est du patron ou du consommateur que lui viennent le travail et le salaire ; et c'est lui-même qui, par son activité ou son habileté rend ce salaire plus ou moins élevé, ou son travail rare ou fréquent.

En définitive, la vie matérielle de l'ouvrier et de sa famille dépend donc : 1° de lui ; 2° de l'homme pour qui il travaille. Par cela, il écarte, oublie, ou néglige les pensées et les pratiques religieuses qu'il a pu avoir dans sa jeunesse, pour se livrer à celui de qui il croit tout tenir. Donc, l'ouvrier a d'autres pensées, d'autres habitudes, d'autres principes et d'autres inspirations que celles du cultivateur. Il vit au milieu des passions, des vices, de besoins réels ou factices qu'on ne trouve qu'à la ville. De là donc le goût et le sentiment moins religieux que l'habitant de la campagne.

Pour tout cependant il y a règle et exception. Or, je ne pose pas plus en règle que tout cultivateur soit par cela même un homme religieux, que je ne pose celle que tout ouvrier soit par cela même aussi un homme irréligieux. Ce ne sont ici que des nuances et des modifications que je constate, et non des principes absolus et tranchés que je formule.

Ce que j'ai voulu prouver, et j'espère y avoir réussi, c'est que le travail agricole étant essentiellement moralisateur ou conservateur de la moralité, en comparaison du travail industriel, qui, par sa nature et ses conditions, manque au moins en partie de cet avantage nécessaire, il importe, il est urgent de l'introduire dans le régime des maisons centrales et prisons.

# CHAPITRE IV.

### QUESTION DE VIE SOUS LE RAPPORT DE L'HYGIÈNE ET DE LA SANTÉ DES DÉTENUS.

Dans un ouvrage du docteur Parchappe, inspecteur général des asiles d'aliénés et du service de santé des prisons, on lit : « L'homme dont les fa-
« cultés intellectuelles énergiques et complètes
« sont bien équilibrées, supporte, sans que la rai-
« son fléchisse, et les revers de la fortune, et les in-
« justices des hommes, et les chagrins et les dé-
« ceptions de toute espèce, quoiqu'il ressente dans
« toute sa plénitude les souffrances inhérentes à la
« vie ; tandis que, dans les organisations médio-
« cres ou défectueuses dont les facultés incomplètes
« ou disproportionnées sont également impuissan-
« tes à maîtriser les passions et à triompher de la
« douleur, la raison succombe au premier choc. »

Les passions, quelle qu'en soit la nature, causent chez l'homme presque toutes les maladies : intempérance, excès de joie et de plaisir, de peine ou de travail, tout sert à détruire l'harmonie de la matière ; mais, sans contredit, d'autres causes graves se rencontrent dans nos convulsions politiques, qui, en ébranlant l'ordre social, ont soulevé bien des appétits et fait déchoir bien des ambitions.

L'influence des passions est donc incontestable. Chercher le siége des passions serait peut-être courir après l'impossible. Il faut se contenter de constater les maladies qui en découlent, l'influence qu'elles exercent sur un certain nombre d'organes.

Les lignes que nous venons de tracer sembleraient s'appliquer plutôt à une population d'aliénés qu'à une population prisonnière ; mais qu'on ne s'y méprenne pas, il y a plus d'un point de ressemblance entre ces deux populations.

Pense-t-on que le désordre moral ne se manifeste pas par une exaltation du cerveau, exaltation qui non-seulement peut, pour un temps donné, anéantir le libre arbitre, mais qui, par suite, peut causer une réaction vive, profonde sur les organes principaux de la vie?

Les Grecs, les Indiens constatèrent, ainsi que nos savants modernes, parmi lesquels nous devons citer plus particulièrement Alibert, Biett, Cazenave, Devergie, Baumès, Barère, Louyer-Villermay; tous constatèrent, dis-je, que les chagrins, les affections ou impressions morales tristes affaiblissent graduellement les individus.

Les causes d'affaiblissement moral et de pertur-

bation physique chez les prisonniers sont les chagrins, et, pour la plupart, la débauche, les habitudes vicieuses, les émotions des débats judiciaires,
les manœuvres criminelles pour anéantir le produit
de la conception, le changement dans les habitudes
et le régime alimentaire, la privation des plaisirs,
de la liberté et des jouissances de la famille, l'ennui
de la captivité, la règle uniforme de la discipline ;
telles sont les principales causes qui développent le
germe assoupi de nombreuses maladies, ou qui en
sont les causes directes. Dans les prisons, les changements physiques sont tellement spontanés, que
l'on est plus d'une fois péniblement surpris de la
promptitude avec laquelle leur séjour imprime un
caractère tout particulier à leurs habitants.

Aussi M. le docteur Ferrus, inspecteur général
du service de santé, a-t-il écrit : « On est frappé,
« en parcourant nos prisons et maisons centrales,
« du cachet de souffrance et d'abattement em-
« preint sur presque toutes les physionomies : un
« teint blafard, une excessive maigreur ou une
« bouffissure alarmante. Les signes de détériora-
« tion ne tiennent pas aux seules conditions du
« régime alimentaire : la conduite passée, les dé-
« bauches de la vie libre, les excès du travail pénal
« et des peines morales, agissent concurremment
« sur la production de ce résultat. »

Toutes les observations que j'ai recueillies et que mes confrères ont pu constater comme moi, c'est que le changement physique s'opère bien plus vite chez les femmes de la campagne dites cultivatrices, ou travaillant à la terre, que chez celles occupées aux travaux de l'aiguille, ménagères ou domestiques.

On comprend que chez cette femme, élevée à l'air libre et aux travaux de la campagne, la respiration se fait largement. Son corps est habitué à des mouvements énergiques, toujours exposé à une atmosphère fortement oxygénée. Son véritable élément est le travail à l'air libre et aux rudes soins du jardinage.

Cependant cette femme est placée dans un atelier où pendant environ douze heures, chaque jour, elle doit faire du point de filet, de la latanerie, de la couture ou de la ganterie. Il résulte de ce changement subit, dans cet être organisé pour la vie active, une concentration de toutes les forces vitales vers les grands centres de la vie ; augmentation de la vie intellectuelle par la pensée du pays ou des habitudes que l'on regrette et dont le souvenir flatte les sens ; congestions pulmonaires par le ralentissement de la circulation, digestions moins actives, suppression des menstrues. Dès lors la recluse voit se développer avec rapidité les maladies, dont la gravité s'accroît par toutes les causes que la détention seule détermine.

Ces mêmes désordres agiront encore plus vivement chez les détenues malades avant leur entrée, et le nombre en est grand. Pour en donner un exemple, je citerai les conditions physiques de 2027 détenues de qui j'ai pu recueillir les renseignements suivants :

| Constitution. | | Santé. | |
|---|---|---|---|
| Bonne | 1188 | Bonne | 1190 |
| Médiocre | 350 | Médiocre | 315 |
| Faible | 258 | Faible | 263 |
| Mauvaise | 231 | Mauvaise | 259 |
| | 2027 | | 2027 |

Pour compléter ces renseignements, je puis signaler les principales maladies ou infirmités de la plupart de ces prisonnières.

Je ne ferai que brièvement énoncer les plus tranchées.

| Leucorrhées | 516 | *Report.* | 775 |
|---|---|---|---|
| Rhumatismes de toutes natures | 102 | Affections du cœur | 7 |
| Aliénation | 10 | Rétinites, fistules lacrymales, kératites, ophthalmies, etc. | 105 |
| Asthmes | 10 | | |
| Maladies cutanées, dartres, etc. | 116 | Affections de l'utérus et annexes | 105 |
| Gale | 14 | Prolapsus de l'utérus | 10 |
| Teigne | 7 | *A reporter.* | 1002 |
| *A reporter.* | 775 | | |

|              | Report. . . | 1002 |            | Report. . . | 1237 |
|--------------|---|------|-----------|---|------|
| Hernies | | 21 | Surdité | | 4 |
| Gastrites chroniques | | 56 | Blessures | | 28 |
| Phthisies | | 35 | Scrofule | | 165 |
| Pneumonies chroniques | | 39 | Rachitisme | | 17 |
| Catarrhes bronch. chr. | | 56 | Varices | | 63 |
| Paralysies | | 7 | Épileptiques | | 25 |
| Goîtres | | 14 | Syphilis | | 192 |
| Oxène | | 7 | TOTAL GÉNÉRAL | | 1731 |
| | À reporter. . . | 1237 | | | |

Ce relevé fournit la preuve irrécusable que sur 2027 prisonnières, il en est entré 1731 porteurs d'affections plus ou moins graves, et chez lesquelles la captivité ne peut que hâter la terminaison, rarement en faveur de la santé des détenues. Pour être à même d'apprécier la véritable influence que la prison peut avoir sur la santé des détenues, j'ai rangé par tableaux toutes les catégories dans lesquelles les prisonnières sont arrivées à la maison centrale.

Depuis l'année 1823 jusqu'au 31 mai 1852 :

**Professions qu'elles exerçaient avant d'entrer.**

|              |  |      |            | Report. . . | 1523 |
|--------------|---|------|-----------|---|------|
| Marchandes | | 363 | Ménagères, propriétaires | | 575 |
| Blanchisseuses | | 60 | Domestiques | | 587 |
| Sages-femmes | | 9 | Journalières | | 1372 |
| Sans profession | | 466 | TOTAL GÉNÉRAL | | 3855 |
| Couturières | | 625 | | | |
| | À reporter. . . | 1523 | | | |

Examinons comment se divisent ces catégories de prisonnières et les peines qu'elles subissent.

Causes pour lesquelles elles sont condamnées.

Journalières se subdivisant en cinq sections :

**1º Journalières, cultivatrices, femmes de peine.**

| | |
|---|---:|
| Vol | 854 |
| Abus de confiance, escroquerie | 85 |
| Faux témoignage | 8 |
| Faux en écritures | 7 |
| Fausse monnaie | 7 |
| Adultère | 5 |
| Bigamie | 2 |
| Attentat aux mœurs, débauche | 42 |
| Vagabondage | 17 |
| Coups et blessures | 38 |
| Incendie | 16 |
| Infanticide | 158 |
| Empoisonnement | 9 |
| Meurtre et assassinat | 29 |
| TOTAL | 1257 |

**2º Fileuses.**

| | |
|---|---:|
| Vol | 35 |
| *A reporter* | 35 |

| | |
|---|---:|
| *Report* | 35 |
| Infanticide | 6 |
| Incendie | 1 |
| TOTAL | 42 |

**3º Tisserandes.**

| | |
|---|---:|
| Vol | 19 |
| Escroquerie | 3 |
| Coups et blessures | 2 |
| Avortement | 5 |
| TOTAL | 29 |

**4º Tricoteuses.**

| | |
|---|---:|
| Vol | 36 |
| Infanticide | 4 |
| TOTAL | 40 |

**5º Chapelières.**

| | |
|---|---:|
| Vol | 4 |
| TOTAL | 4 |

Le total général des cinq sections des journalières est de 1372.

Chez les journalières le vol et l'infanticide sont les crimes et délits qui sont les plus fréquents :

beaucoup de vols sont commis pour satisfaire aux premiers besoins de la vie, d'autres pour obéir à un sentiment de coquetterie, ou fournir à une passion, enfin une bonne partie par paresse. L'infanticide a pour cause générale le désir de se soustraire à la honte ; mais trop souvent aussi c'est la conséquence des mauvais conseils du séducteur ou des femmes intéressées à la débauche.

**Marchandes et revendeuses.**

| | | | |
|---|---|---|---|
| Vol.................. | 252 | *Report.* . . | 323 |
| Escroquerie.......... | 26 | Adultère.............. | 1 |
| Banqueroute.......... | 4 | Coups et blessures..... | 5 |
| Faux en écritures...... | 8 | Infanticide........... | 19 |
| Faux témoignage...... | 4 | Empoisonnement...... | 6 |
| Fausse monnaie....... | 4 | Parricide............ | 1 |
| Vagabondage.......... | 8 | Meurtre.............. | 6 |
| Débauche, attentat aux | | Incendie............. | 2 |
|    mœurs............. | 16 | Total............. | 363 |
| Viol................. | 1 | | |
| *A reporter.* . . | 323 | | |

**Blanchisseuses.**

| | | | |
|---|---|---|---|
| Vol.................. | 35 | *Report.* . . | 55 |
| Abus de confiance...... | 12 | Coups et blessures...... | 1 |
| Enlèvement de mineur. | 1 | Infanticide........... | 3 |
| Attentat aux mœurs, | | Meurtre.............. | 1 |
|    débauche.......... | 7 | Total............. | 60 |
| *A reporter.* . . | 55 | | |

**Sages-femmes, accoucheuses.**

| | | | |
|---|---|---|---|
| Vol................. | 2 | Avortements.......... | 7 |
| | | Total. . . . . . | 9 |

## Couturières se subdivisant en cinq sections.

**1o Couturières.**

| | |
|---|---|
| Vol................... | 388 |
| Abus de confiance...... | 57 |
| Faux témoignage...... | 5 |
| Détournement de mineur | 1 |
| Fausse monnaie....... | 5 |
| Fraude en révision..... | 1 |
| Evasion............... | 1 |
| Vagabondage, mendicité. | 19 |
| Débauche, attentat aux mœurs............ | 26 |
| Adultère............. | 2 |
| Coups et blessures..... | 3 |
| Infanticides.......... | 44 |
| Empoisonnement....... | 5 |
| Meurtre.............. | 7 |
| Incendie............. | 4 |
| TOTAL............ | 568 |

**2o Brodeuses.**

| | |
|---|---|
| Vol................. | 15 |
| Infanticide........... | 2 |
| Faux témoignage...... | 2 |
| *A reporter*... | 19 |

| | |
|---|---|
| *Report*... | 19 |
| Parricide............ | 1 |
| Meurtre.............. | 1 |
| TOTAL............ | 21 |

**3o Gantières.**

| | |
|---|---|
| Vol................. | 2 |
| Attentats aux mœurs... | 7 |
| TOTAL........... | 9 |

**4o Lingères.**

| | |
|---|---|
| Vol................. | 10 |
| Infanticides.......... | 3 |
| TOTAL........... | 13 |

**5o Tailleuses.**

| | |
|---|---|
| Vol................. | 8 |
| Débauche............ | 4 |
| Infanticide........... | 2 |
| TOTAL........... | 14 |

## TOTAL général des cinq sections, 625.

**Ménagères et propriétaires.**

| | |
|---|---|
| Vol................. | 186 |
| Escroquerie.......... | 21 |
| Faux en écritures...... | 5 |
| Faux témoignage...... | 2 |
| Fausse monnaie....... | 5 |
| Vagabondage......... | 2 |
| Débauche, attentat aux mœurs............ | 22 |
| *A reporter*... | 243 |

| | |
|---|---|
| *Report*... | 243 |
| Coups et blessures..... | 28 |
| Empoisonnement...... | 21 |
| Infanticide, avortement.. | 49 |
| Meurtre et assassinat... | 18 |
| Incendie............. | 14 |
| TOTAL............ | 373 |

**Domestiques.**

| | | | | |
|---|---|---|---|---|
| Vol................... | 430 | | *Report.* . . | 501 |
| Abus de confiance, escroquerie.......... | 41 | | Coups et blessures..... | 8 |
| Faux témoignage...... | 1 | | Meurtre et assassinat.. | 5 |
| Faux en écritures...... | 2 | | Empoisonnement....... | 4 |
| Fausse monnaie....... | 5 | | Infanticide............ | 67 |
| Vagabondage......... | 1 | | Incendie............. | 2 |
| Débauche et attentat aux mœurs........ | 21 | | TOTAL........... | 587 |
| *A reporter.* . . | 501 | | | |

## Sans professions, se subdivisant en cinq sections:

**1º Chiffonnières.**

| | |
|---|---|
| Vol................ | 3 |
| Rupture de ban....... | 6 |
| Vagabondage......... | 3 |
| TOTAL........... | 12 |

**2º Filles publiques.**

| | |
|---|---|
| Vol................ | 18 |
| Coups et blessures..... | 8 |
| Mœurs............. | 1 |
| TOTAL........... | 27 |

**3º Bohémiennes.**

| | |
|---|---|
| Vol................ | 6 |
| Vagabondage......... | 1 |
| TOTAL........... | 7 |

**4º Matelassière.**

| | |
|---|---|
| Vol................ | 1 |

**5º Sans profession aucune.**

| | |
|---|---|
| Vol................ | 279 |
| Escroquerie.......... | 20 |
| Vagabondage......... | 30 |
| Attentat aux mœurs.... | 30 |
| Faux témoignage...... | 3 |
| Faux en écritures...... | 3 |
| Mendicité........... | 1 |
| Dévastation.......... | 1 |
| Adultère............ | 2 |
| Coups et blessures...... | 10 |
| Empoisonnement...... | 7 |
| Meurtre et assassinat... | 8 |
| Incendie............. | 5 |
| Infanticide........... | 20 |
| TOTAL........... | 419 |

TOTAL général de toutes les professions, 3,855.

Récapitulant tous les crimes et délits par leur nature on trouve un total de :

| | | | | |
|---|---|---|---|---|
| Vols. . . . . . . . . . . . . . . | 2596 | | *Report.* . . | 3119 |
| Escroqueries et abus de | | Vagabondages. . . . . . . . . | 71 |
| confiance. . . . . . . . . . . | 263 | Viol. . . . . . . . . . . . . . . . | 1 |
| Banqueroutes. . . . . . . . . | 4 | Dévastation. . . . . . . . . . | 1 |
| Fraudes en révision . . . . | 1 | Adultères. . . . . . . . . . . . | 10 |
| Faux en écritures. . . . . . | 25 | Bigamies. . . . . . . . . . . . | 2 |
| Fausses monnaies. . . . . . | 26 | Coups et blessures. . . . . | 103 |
| Faux témoignages. . . . . | 20 | Infanticides, avortements | 370 |
| Enlèvements de mineurs | 2 | Meurtres et assassinats.. | 75 |
| Evasion . . . . . . . . . . . . . | 1 | Parricides . . . . . . . . . . . | 7 |
| Ruptures de ban. . . . . . . | 6 | Empoisonnements. . . . . | 52 |
| Mendicité. . . . . . . . . . . . | 1 | Incendies. . . . . . . . . . . . | 44 |
| Débauches et attentats aux | | Total. . . . . . . . . . . . | 3855 |
| mœurs. . . . . . . . . . . . | 174 | | |
| *A reporter.* . . . | 3119 | | |

Tous ces crimes et délits ont été frappés par la loi dans les proportions ci-après : prison, réclusion et travaux forcés :

| | | | | |
|---|---|---|---|---|
| A un an. . . . . . . . . . . . . | 1773 | | *Report.* . . . | 3589 |
| A 2 ans . . . . . . . . . . . . | 761 | A 10 ans. . . . . . . . . . . . | 72 |
| A 3 ans. . . . . . . . . . . . . | 305 | A 12 ans. . . . . . . . . . . . | 5 |
| A 4 ans. . . . . . . . . . . . . | 69 | A 15 ans. . . . . . . . . . . . | 28 |
| A 5 ans . . . . . . . . . . . . | 522 | A 18 ans. . . . . . . . . . . . | 2 |
| A 6 ans. . . . . . . . . . . . . | 91 | A 20 ans. . . . . . . . . . . . | 26 |
| A 7 ans. . . . . . . . . . . . . | 18 | A vie. . . . . . . . . . . . . . | 127 |
| A 8 ans. . . . . . . . . . . . . | 48 | Total. . . . . . . . . . . . | 3849 |
| A 9 ans. . . . . . . . . . . . . | 2 | | |
| *A reporter.* . . . | 3589 | | |

La faiblesse du sexe se révèle par la nature des crimes ou des délits, ainsi le vol et l'escroquerie en forment la presque totalité. La débauche y figure pour un total déjà trop regrettable ; mais le crime le plus fréquent et qui doit appeler toute l'attention des magistrats, c'est le nombre très-considérable d'infanticides, 370 pour 3849 prisonnières, c'est presque le dixième des condamnations.

On doit convenir cependant que celle qui commet le crime, n'en a pas toujours calculé ni la portée, ni les conséquences morales.

Je suis persuadé que si mes confrères de l'Académie avaient bien songé que leurs discussions pénètrent dans les prisons mêmes, ils n'eussent pas si longuement détaillé le rapport sur le travail de ce docteur Lenoir dans la séance du 1er mars. De pareilles questions doivent se traiter à huis clos. Si l'Académie en avait pris la responsabilité et adopté ce travail, j'affirme que le chiffre des avortements se serait à l'avenir presque doublé.

Une autre observation qui a quelques rapports avec la position de femme, l'âge et les passions, c'est le nombre des crimes que l'on constate dans la catégorie dite des ménagères et des propriétaires. Le vol n'y est que secondaire comparativement aux meurtres, assassinats, coups et blessures, empoisonnements et débauches.

Je me permettrai une digression.

En examinant avec attention tous les dossiers, je

n'ai pu me défendre d'une réflexion qui, pour moi, ne s'était pas jusqu'à présent complétement expliquée. La loi, disais-je, étant une, il doit y avoir une bien légère différence dans son application, lorsqu'elle doit frapper un même crime, ou un même délit.

Cependant telle cour condamne à une ou deux années ce qui, par une autre cour, est flétri de cinq à six, dix ans et quelquefois plus de prison. Mais je dois à un éminent magistrat, mon frère, M. Faucher de Saint-Edme, conseiller à la Cour d'appel de Limoges, l'explication bien simple et très-concluante de cette apparente anomalie.

La différence de durée de la même peine appliquée à divers individus, provient des appréciations nécessaires des circonstances différentes du fait principal, des antécédents, de l'âge, du sexe, de la position de famille, du plus ou moins de dissimulation ou d'entraînement dans l'accomplissement du crime ou délit, enfin du plus ou moins de repentir des coupables condamnés.

Une autre différence encore que j'ai relevée et qui a aussi, je crois, son explication facile, c'est la sévérité d'un jugement selon la forme ou la marche politique du siècle. Ainsi, de 1822 à 1826, les condamnations sont toujours à de fortes peines, puis à mesure que l'opposition aux actes politiques du gouvernement se forme, les condamnations sont moins fréquentes et moins fortes pour arriver à 1830. Puis une fois le calme rétabli, les peines sévères reprennent, pour s'amoindrir encore une fois en approchant de 1848.

Pendant les longs mois de tourmente politique, qui succédèrent à la révolution de 1848, la justice suit son cours, rend ses arrêts, mais en moins grand nombre, et les condamnations suivent toujours la marche descendante, le nombre des prisonniers pour crimes et délits non politiques diminue dans les prisons. Doit-on attribuer cette différence au défaut de garantie et de force qu'offrait alors un gouvernement si peu en harmonie avec les besoins du pays! ! !

Les événements sembleraient confirmer mes remarques, car dès que le gouvernement énergique du 2 décembre saisit la barre du gouvernail, la force et la confiance reprennent partout. La justice protége, garantit et applique avec sévérité la peine dont la loi frappe les coupables.

Loin de moi la pensée d'une critique, et encore moins de supposer que les gouvernements imposeraient une direction aux jugements soumis à l'appréciation ou à la conscience des magistrats ; car, s'il en était un qui voulût le tenter, tous les juges aussitôt répondraient ces immortelles paroles du président

Séguier: *La Cour rend des arrêts et non des services.*
Je ne rapporte ici que la déduction des faits qui se
sont offerts à mes observations, et je me résume en
disant, que lorsqu'un peuple marche vers une ca-
tastrophe sociale, tous les liens sociaux se relâ-
chent, toutes les forces énergiques s'énervent,
toutes les institutions subissent plus ou moins, et
involontairement, une pression inexplicable, une
préoccupation de l'avenir domine alors toutes les
pensées. Chacun voit le mal, mais personne ne
veut ou n'ose en sonder la place; on respire,
en un mot, et que l'on me permette cette expression, l'air des révolutions, qui, semblable à de
grands courants méphitiques, engourdit les facultés intellectuelles et physiques pour ne laisser que
faiblesse et torpeur ! ! !

Une puissance supérieure à l'homme le fait alors
marcher sans lui laisser la faculté de s'arrêter, encore moins de rétrograder: l'homme s'agite, mais
Dieu le mène, a dit un grand orateur.

Après cette digression, à laquelle j'ai été en-
traîné involontairement par mon sujet, je con-
tinue ma revue de statistique morale de la maison
centrale de Cadillac. Voici l'état des récidivistes,
il confirmera ce que j'ai dit déjà des conséquences
du travail industriel, exclusivement exercé durant
leur détention par les femmes de la campagne; or,

la presque totalité de la population prisonnière de la maison de Cadillac vient de la campagne.

### Récidivistes classés par les départements qui les ont fournis.

Sur 3849 condamnations on compte de récidives, pour les départements de :

| | | | |
|---|---|---|---|
| L'Ariége | 4 | *Report.* | 161 |
| Basses-Pyrénées | 47 | Hautes-Pyrénées | 13 |
| Gers | 3 | Landes | 18 |
| Charente | 1 | Lot | 10 |
| Charente-Inférieure | 4 | Lot-et-Garonne | 26 |
| Dordogne | 3 | Tarn | 2 |
| Deux-Sèvres | 1 | Tarn-et-Garonne | 9 |
| Gironde | 60 | Aveyron | 2 |
| Haute-Garonne | 38 | **Total** | **241** |
| *A reporter.* | 161 | | |

Sur cette totalité de 241 récidivistes, les écrous démontrent que les quatre cinquièmes ont appartenu à la classe des journalières, ou femmes occupées aux travaux agricoles.

Il faut observer aussi que dans les maisons centrales on ne compte comme récidiviste que la condamnation à plus d'un an et jour. Toutes les condamnations à un ou dix mois ne se comptent pas. Il y a même des récidivistes qu'on ignore, attendu que, pour tromper la justice, elles changent de nom et d'âge, et mettent en défaut la vigilance de la police. Aussi arrive-t-il fréquemment que la condamnée qui entre pour la première fois avec le jugement d'un an et jour, a déjà subi six et sept jugements pour divers délits n'entraînant que quelques mois de détention.

Si donc on réunissait toutes ces récidives, on trouverait au delà du chiffre de 600, ce qui donnerait le résultat de 20 p. 100.

Examinons maintenant l'influence que peut avoir le changement de profession sur la santé des détenues. Et ici comme médecin, je suis plus spécialement compétent. 3849 condamnées ont fourni pendant une période de 31 ans, 9436 malades à l'infirmerie.

Observons que le chiffre des malades serait de plus du double, si nous donnions le chiffre des indisposées, c'est-à-dire de celles que l'on traite dans les ateliers sans qu'elles cessent de travailler.

Ces 9,436 malades ont eu un séjour de 231,333 journées d'hôpital. Chaque malade a été traitée en moyenne 24 jours 1/2. Sur ce nombre de malades il y a eu 537 décès, ce qui fait 6 p. 100 sur les malades, et 7 p. 100 22 cent. sur les 3849 prisonnières.

La plupart des décès ont pour cause les affections des organes respiratoires, soit des pneumonies chroniques, soit des phthisies tuberculeuses. Il n'est pas rare d'en constater 15 et 16 sur 20 décès. Les épanchements séreux du thorax et de l'abdomen se rencontrent 6 et 7 fois sur 20.

Ainsi les décès dans les prisons subissent d'abord les causes qui se produisent dans la vie extérieure ; à cela il faut ajouter les causes morales incessantes, les effets des débauches, le changement d'habitudes, les remords, soit enfin cette cause insaisissable qui ne se trouve que dans la privation de la liberté, dans cet abandon de toute volonté, et dans cet air que la captivité porte avec elle, atmosphère impalpable, que rien ne peut changer ni raréfier et que la liberté seule vivifie. L'insaisibilité de l'air des prisons est aussi impossible que celle de l'air des marais, du choléra, de la fièvre jaune. Guyton de Morveau, le savant Thénard, Séguin, Julia Fontenelle, etc., tous, malgré leurs nombreuses expériences faites dans les hôpitaux en Espagne, et diverses sociétés savantes, reconnaissent cette impossibilité.

Une remarque faite par tous les médecins et administrateurs des maisons centrales, c'est le nombre des décès par causes morales qui arrivent fréquemment dans les derniers mois de la captivité : les unes, par l'impatience poussée à l'extrême d'arriver au jour de la liberté, les autres par la misère qu'elles entrevoient avec effroi, dès qu'elles auront franchi les portes de la prison, où elles n'auront plus le pain, l'abri et le vêtement.

Les femmes de la campagne doivent, sans contredit, éprouver un changement bien profond dans toute leur organisation, par le repos presque absolu qui remplace le mouvement énergique de tout l'appareil musculaire et circulatoire. Il n'est pas jusqu'au silence, auquel il faut les soumettre, qui n'ait sa bonne part dans les causes éloignées de la mort; on ne peut pas toujours, sans inconvénient, réduire au silence les femmes qui peuplent la maison centrale de Cadillac. Presque toutes proviennent de départements dont la loquacité est proverbiale.

On cherche bien à diminuer cette fâcheuse conséquence attachée à une discipline indispensable et que rien ne peut remplacer, pour éviter les communications dangereuses, en faisant chanter et lire; mais peu profitent de cet exercice, car peu de femmes savent lire. Aussi celles dites lectrices et les chanteuses font-elles un abus nuisible à leur santé de la faculté qu'elles ont de chanter et de lire à haute voix. Disons aussi que les chants et les lectures dans les ateliers, sont une mauvaise ou fausse application des règles disciplinaires.

Il est important de chercher à contre-balancer les causes de la mortalité par un exercice plus en rapport avec l'organisation physique des détenues de la maison centrale de Cadillac; car, qu'on se le persuade bien, les poumons sont comme l'estomac. Si à ce dernier organe il faut des aliments appropriés à sa structure, il faut aux poumons un exercice qui développe ses forces respiratoires indispensables à l'hématose ; sans cela l'être organisé pour la vie active éprouve une centralisation des facultés vitales vers les grands centres de la vie. Dès lors les congestions pulmonaires, les épanchements thorachiques et abdominaux, enfin tous les phénomènes destructifs viennent accroître les causes que la détention détermine. Pour suppléer aux chants et aux lectures dans les ateliers, on a, par les soins de M. Vallet, directeur de la maison centrale, remplacé les deux ou trois promenades faites à pas lents et presque nonchalemment, par quatre promenades en hiver et cinq en été, promenades exécutées au pas accéléré et bien cadencé. Ces exercices sont d'un salutaire effet tant sur l'appareil musculaire que sur les appareils de la circulation et de la respiration.

Jetons un coup d'œil sur les industries qui existaient ou qui se pratiquent encore dans la maison centrale de Cadillac.

Pendant plusieurs années, les travaux n'ont été que le filage du chanvre et le tissage des toiles, un peu de couture pour les besoins de la maison. Plus tard on éleva une filature pour le coton, laissant la filature de lin et de chanvre et le tricot pour les femmes âgées ou ayant besoin de se reposer.

Vint ensuite l'organisation d'un atelier de peignage et d'apprêts pour la chapellerie. La couture s'organisa plus nombreuse, on établit aussi un atelier pour le point de filet et un pour la ganterie.

La révolution de février 1848 suspendit les travaux; pendant plus de quinze mois, le plus grand nombre des détenues resta inoccupé. Sur une autorisation spéciale, on reprit les travaux; le point de filet, la ganterie et la couture furent de nouveau réintégrés dans les ateliers.

Pendant quelque temps on organisa un fort atelier de tissage et de couvertures, mais la difficulté de l'écoulement des produits, les embarras de fabrication, la qualité inférieure des produits et les nombreuses bronchites qui vinrent affecter les travailleuses, forcèrent l'entrepreneur à abandonner ce travail, qui, du reste, produisait peu de bénéfices au trésor et aux détenues. On augmenta le nombre des couturières, et en reprenant la filature du chanvre, on organisa un atelier de latanerie. En ce moment, les ateliers existants sont : 1° la couture ; 2° la ganterie ; 3° le point de filet ; 4° la latanerie, dont les produits sont très-variés ; 5° enfin la filature de chanvre et le tricot.

Ces détails ne paraîtront pas superflus, lorsque successivement on parcourra la statistique des observations médicales. Comme il a été dit, 9436 malades ont été traitées dans l'infirmerie.

Les malades des différents ateliers se classent ainsi :

| | | | | | |
|---|---|---|---|---|---|
| 1° Filature.... | 3471 | malades. | *Report.* . . . | 8601 | malades. |
| 2° Couture.... | 2060 | id. | 8° Tricot...... | 275 | id. |
| 3° Point de filet | 743 | id. | 9° Dévideuses.. | 233 | id. |
| 4° Ganterie.... | 719 | id. | 10°Ourdisseuses | 137 | id. |
| 5° Tissage .... | 688 | id. | 11° Latanerie.. | 97 | id. |
| 6° Inoccupées, infirmes, âgées. | 560 | id. | 12°Ouvrages divers......... | 93 | id. |
| 7° Employées.. | 360 | id. | TOTAL... | 9436 | malades. |
| *A reporter.* . | 8601 | | | | |

La maladie a-t-elle sévi en raison de la population des ateliers ? Proportion gardée, elle a toujours été plus considérable dans les ateliers du point de filet, de la ganterie, du tissage et de la latanerie, que dans les autres ateliers, et cela toujours par la même condition première, c'est-à-dire l'emploi des journalières cultivatrices.

J'aurais voulu citer toutes les observations médicales qui viennent appuyer cette affirmation, mais les nomenclatures médicales n'ont un intérêt véritable que pour les médecins. Il ne sera donc ici indiqué que le chiffre sommaire dont j'ai donné les détails dans le tableau ci-dessus. Toutefois, je rappellerai succinctement ce que j'ai dit au commencement de ce chapitre. Les prisonnières sont toutes exposées à subir dans un temps plus ou moins court l'influence de la captivité, selon qu'elles sont entrées avec une bonne santé, ou une prédisposition maladive, ou porteurs déjà de maladies ou d'infirmités. Outre les maladies que l'on observe dans les hôpitaux civils et qui règnent dans les prisons, on remarque plus spécialement la pneumonie des prisons, les congestions pulmonaires, les céphalalgies par le défaut de menstruations, toutes causes actives et prédisposantes à la phthisie, des gastrites considérables, les épanchements séreux. La scrofule, presque inconnue il y a vingt ans dans la maison, tend chaque jour à augmenter. Les érésipèles y règnent endémiquement, les bronchites y sont quelquefois épidémiques par les brusques changements de température, les maladies d'yeux s'y montrent sous toutes les formes. A cette occasion je me permettrai de m'élever particulièrement contre le point de filet et même de la ganterie, sous le rapport non-seulement de la santé des détenues, mais encore sous le rapport de la vision. Ainsi, dans le relevé de 9436 observations médicales, les affections du globe oculaire y figurent pour 1062.

**En les rangeant par profession, on trouve :**

| | | | | |
|---|---|---|---|---|
| Point de filet.. | 564 malades. | | *Report.* . . | 1038 malades. |
| Couture...... | 240 | id. | Latanerie... | 15 | id. |
| Ganterie...... | 213 | id. | Fileuse..... | 9 | id. |
| Employées.... | 21 | id. | | |
| *A reporter.* . | 1038 | | Total.. | 1062 mal. d'yeux. |

Dans cette longue série de maladies oculaires, les plus graves ont été les conjonctivites, les irites scrofuleuses, les amauroses traumatiques par affections constitutionnelles, abcès du globe de l'œil, fistules de la cornée, cataractes, etc.

Il est certain que la plus grande partie de ces maladies a pour cause le travail sur des petits objets, en particulier le point de filet, qui prédispose aux congestions cérébrales et pulmonaires, par l'attention soutenue qu'apportent les détenues sur des ouvrages ternes ou d'une nature tout à fait étrangère aux habitudes de leur vision ; les causes sont aggravées encore par le travail à une lumière trop vive, ou pas assez modifiée, ou veillant à l'aide d'une lampe à lumière vacillante et peu en rapport avec la finesse de l'ouvrage.

Le travail de la ganterie, du point de filet et des fines piqûres pour la couture, occasionne chez quelques détenues à vues presbytes, un affaiblissement visuel qu'augmentent encore les mauvaises lunettes qu'elles possèdent et qui, dans l'avenir, peut amener des amblyopies, des amauroses ou des cataractes.

Observons, en dernier lieu, que l'atelier du point de filet et celui de la ganterie sont les moins nombreux ; car dans chacun de ces ateliers, il n'y a que 20 à 25 femmes employées à ce genre de travail.

Je sais qu'on m'objectera que dans plusieurs contrées, et en particulier à Milhau, la population est presque tout entière occupée à la ganterie, et que cependant la santé générale du pays est bonne et les habitants très-forts. Cet argument n'est ni applicable à la population de la prison, ni ne détruit le relevé exact des maladies observées dans les deux ateliers de la maison centrale.

De plus, la population de Milhau est, dès la plus tendre enfance, élevée au milieu de l'unique industrie de leurs parents, la vision et la santé générale se façonnent à ce travail, comme la population de la campagne de Genève travaille aux fins travaux de l'horlogerie ; tandis que la population de la maison centrale de Cadillac est presque toute composée de femmes de la campagne, population qui arrive à la prison dans un âge assez avancé, pour ne pouvoir qu'avec la plus grande difficulté se courber aux nouvelles obligations d'une nouvelle profession ; de là le trouble de la santé et la maladie du globe oculaire.

La santé des habitants de Milhau est, dit-on, fort bonne ; mais sans entrer dans des recherches médicales qui pourraient amoindrir cet argument, il faut tenir compte aussi de ce que ces travailleurs sont libres ; la population vit selon son goût, respire comme elle le veut, agit comme elle l'entend, en un mot elle est *elle;* tandis que le prisonnier n'est plus lui, il ne doit pas avoir une volonté.

Un dernier mot. Si la santé des habitants libres est bonne, il est fort possible qu'elle se fortifie en partageant les travaux industriels avec les travaux agricoles, ainsi que cela se pratique dans une partie de la Champagne, pour les gens de la campagne occupés aux travaux de la bonneterie.

Pour moi, médicalement parlant, le travail du point de filet sera toujours une industrie nuisible à la plus grande partie des femmes de la campagne qui viennent à la prison de Cadillac, de plus, à moins de rares exceptions, elle est fort peu productive.

Je terminerai ce trop long chapitre par une revue sur les décès. Dans l'espace de 1823 à 1852, 31 mai, il y eut 536 décès, qui eurent lieu, selon les professions que les détenues exerçaient avant d'entrer dans la maison :

| | | | |
|---|---|---|---|
| Domestiques............ | 82 | *Report.* . . | 134 |
| Couturières........... | 52 | Ménagères............ | 120 |
| *A reporter.* . . | 134 | *A reporter.* . . | 254 |

|              |     |                  |     |
|--------------|-----|------------------|-----|
| *Report...*  | 254 | *Report....*     | 486 |
| Journalières.......... | 176 | Blanchisseuses......... | 23 |
| Marchandes........... | 49 | Sans profession....... | 36 |
| Sages-femmes......... | 7 | TOTAL..... | 536 |
| *A reporter*.... | 486 | | |

Selon les professions dans la maison :

|              |     |                  |     |
|--------------|-----|------------------|-----|
| Filature de chanvre.... | 123 | *Report. . .* | 477 |
| Couture ............ | 112 | Tisserandes.......... | 26 |
| Point de filet......... | 75 | Tricot.............. | 20 |
| Filature de laine....... | 59 | Latanerie........... | 8 |
| Filature de coton...... | 56 | Sans profession........ | 5 |
| Ganterie............. | 52 | TOTAL..... | 536 |
| *A reporter. . .* | 477 | | |

Journalières cultivatrices, et ménagères cultivatrices sont mortes par industries dans les proportions suivantes.

|              |     |                  |     |
|--------------|-----|------------------|-----|
| Filature de chanvre..... | 51 | *Report...* | 220 |
| Couture............ | 48 | Tricot.............. | 14 |
| Point de filet......... | 48 | Latanerie........... | 2 |
| Filature de laine....... | 24 | Sans profession........ | 1 |
| Filature de coton...... | 23 | TOTAL..... | 257 |
| Ganterie............ | 26 | | |
| *A reporter. . .* | 220 | | |

Il ne faut pas perdre de vue que les différentes
industries de filatures ont été les seules existantes
dans la formation de la maison, et que jusqu'en
1848 la filature fut toujours le principal atelier.
Tandis que pour le point de filet et la ganterie, les
ateliers ont toujours été dans les mêmes propor-

tions que ceux existants en ce moment. La lata-nerie est un atelier qui n'a que deux années et demie de date.

Les causes des 536 décès, selon les professions que les détenues exerçaient avant d'entrer dans la maison ont été constatées par les autopsies ainsi qu'il suit :

**Domestiques.**

| | | | |
|---|---|---|---|
| Pneumonies avec hydro-thorax | 25 | *Report* | 71 |
| Pneumonies chroniques | 22 | Scrofules | 4 |
| Phthisies pulmonaires | 16 | Maladies de pott | 2 |
| Phthisies laryngées | 5 | Syphilis | 2 |
| Gastro-céphalites aiguës | 2 | Pustules malignes | 3 |
| Fièvres typhoïdes | 3 | TOTAL | 82 |
| *A reporter* | 71 | | |

**Couturières.**

| | | | |
|---|---|---|---|
| Méningites | 2 | *Report* | 40 |
| Pneumonies chroniques | 8 | Fièvres typhoïdes | 2 |
| Phthisies | 22 | Scrofules | 8 |
| Hydrothorax | 6 | Maladies de pott | 2 |
| Asthmes | 2 | TOTAL | 52 |
| *A reporter* | 40 | | |

**Marchandes.**

| | | | |
|---|---|---|---|
| Ramollissement du cer-veau | 2 | *Report* | 33 |
| Phthisies | 9 | Dyssenteries | 3 |
| Pneumonies chroniques | 9 | Ascites | 4 |
| Hydrothorax | 4 | Consomptions | 3 |
| Hypertrophie du cœur | 2 | Scrofules | 3 |
| Gastro-célites chroniques | 7 | Fièvres typhoïdes | 3 |
| *A reporter* | 33 | TOTAL | 49 |

### Journalières.

| | | | | |
|---|---|---|---|---|
| Méningites............ | 3 | | *Report.* . . | 147 |
| Congestions cérébrales.. | 3 | | Gastro-entérites chroni- | |
| Phthisies pulmonaires.. | 23 | | ques.............. | 5 |
| Pneumonies avec hydro- | | | Hépatites........... | 3 |
| thorax............. | 26 | | Hernie étranglée....... | 1 |
| Hydrothorax.......... | 18 | | Fièvres typhoïdes...... | 5 |
| Pneumonies chroniques. | 35 | | Miélite rachidienne .... | 2 |
| Hydrothorax et pneumo- | | | Rachitisme........... | 3 |
| nies.............. | 11 | | Scrofules ........... | 5 |
| Gangrène du poumon... | 4 | | Cancer du sein........ | 2 |
| Gastro-célites chroniques | 9 | | Nécrose du genou et pied | 2 |
| Ascites............. | 15 | | Gangrène des extrémités | 2 |
| *A reporter.* . . | 147 | | Total..... | 177 |

### Ménagères.

| | | | | |
|---|---|---|---|---|
| Méningites........... | 2 | | *Report.* . . | 87 |
| Congestions cérébrales.. | 2 | | Hépatites avec ascite... | 12 |
| Bronchites chroniques.. | 14 | | Gastro-entérites chroni- | |
| Pneumonies chroniques. | 30 | | ques.............. | 16 |
| Phthisies ........... | 16 | | Ascites............. | 8 |
| Phthisies avec hydrotho- | | | Consomptions ........ | 2 |
| rax .............. | 6 | | Scrofules........... | 4 |
| Pleuro-pneumonies..... | 4 | | Maladies de pott....... | 2 |
| Hydrothorax.......... | 8 | | Syphilis ........... | 5 |
| Hydropéricardites...... | 5 | | Fièvres typhoïdes...... | 4 |
| *A reporter.* . . | 87 | | Total..... | 140 |

### Blanchisseuses.

| | | | | |
|---|---|---|---|---|
| Pneumonies chroniques. | 5 | | *Report.* . . | 7 |
| Gastro-entérites chroni- | | | Ascites............. | 2 |
| ques.............. | 2 | | Carie du fémur....... | 3 |
| *A reporter.* . . | 7 | | Total..... | 12 |

### Sages-femmes.

| | | | | |
|---|---|---|---|---|
| Phthisies pulmonaires.. | 4 | | *Report.* . . | 5 |
| Ascite.............. | 1 | | Extinction vitale....... | 2 |
| *A reporter.* . | 5 | | Total.... . | 7 |

**Sans professions.**

| | | | |
|---|---|---|---|
| Pneumonies chroniques. | 4 | *Report.* . . . | 21 |
| Pneumonies avec hydro-thorax. . . . . . . . . . . . | 7 | Hernies avec péritonites. | 5 |
| Hydrothorax . . . . . . . . . | 3 | Nostalgie . . . . . . . . . . . . | 5 |
| Catarrhes bronchiques chroniques. . . . . . . . . | 3 | Scrofules. . . . . . . . . . . . | 5 |
| Phthisies pulmonaires. . | 4 | Syphilis . . . . . . . . . . . . . | 5 |
| | | Ascites . . . . . . . . . . . . | 4 |
| *A reporter.* . . . | 21 | TOTAL. . . . . | 37 |

## Récapitulation générale des tableaux ci-dessus, par nature de maladie :

**Maladies de la tête.**

| | | | |
|---|---|---|---|
| Méningites. . . . . . . . . . . | 7 | *Report.* . . . | 12 |
| Congestions cérébrales. . | 5 | Ramollissem. du cerveau | 2 |
| *A reporter.* . . . | 12 | TOTAL. . . . . | 14 |

**Maladies des organes thoracbiques.**

| | | | |
|---|---|---|---|
| Bronchites chroniques. . | 4 | *Report.* . . . | 275 |
| Catarrhes bronchiques. . | 3 | Phthisies avec hydrotho-rax . . . . . . . . . . . . . | 6 |
| Phthisies laryngées. . . . | 3 | Gangrène du poumon. . . | 4 |
| Pneumonies chroniques. | 113 | Pleuro-pneumonies . . . . | 4 |
| Pneumonies avec hydro-thorax . . . . . . . . . . | 58 | Hydrothorax . . . . . . . . . | 41 |
| Phthisies pulmonaires. . | 94 | Asthmes. . . . . . . . . . . . | 2 |
| *A reporter.* . . . | 275 | TOTAL. . . . . | 332 |

**Maladies du cœur et de ses enveloppes.**

| | | | |
|---|---|---|---|
| Hypertrophies du cœur. . | 2 | *Report.* . . . | 7 |
| Hydropéricardites. . . . . | 5 | Hydropéricardites et pneu-monies. . . . . . . . . . . . | 11 |
| *A reporter.* . . . | 7 | TOTAL. . . . . | 18 |

### Maladies du foie et organes abdominaux.

Hépatites............  3

Hépatites avec ascites...  12

Ascites.............  34

Gastro-entérites aiguës..  2

Gastro-entérites chroniques.............  14

*A reporter...*  65

*Report...*  65

Gastro-entérocélites chroniques.............  16

Dyssenteries..........  3

Hernies avec péritonites.  4

TOTAL.....  88

### Maladies de la colonne vertébrale et de la moelle épinière.

Miélites rachidiennes...  2

Maladies de pott........  6

TOTAL.....  8

### Maladies des os.

Rachitisme...........  3

Caries du fémur........  3

*A reporter...*  6

*Report...*  6

Carie du tibia, genou et pied..............  2

TOTAL.....  8

### Maladies glandulaires.

Cancers au sein........  2

Scrofules............  27

TOTAL.....  29

### Fièvre typhoïde.

Fièvre typhoïde.........  17

### Maladies générales et spéciales.

Syphilis .............  10

Consomptions ........  2

Extinction de la vie....  2

Nostalgie ...........  3

*A reporter...*  17

*Report...*  17

Pustules malignes......  3

Gangrène des extrémités  2

TOTAL.....  22

## TOTAL GÉNÉRAL, 536.

Il est irrécusable que la captivité des ateliers augmente la mortalité, et que les maladies des organes de la respiration y dominent : 289 ! sur 537 ! Plus du double ! Les épanchements séreux dans les cavités thoraciques et abdominales se montrent 167 fois. Ainsi se confirment les observations des anciens et modernes médecins.

Des preuves aussi matérielles dispensent de commentaires.

Le travail de la terre peut seul rendre aux prisonnières l'espoir de voir diminuer les chances défavorables qui pèsent aussi lourdement sur leur santé.

## CONCLUSION ET DIGRESSION.

Les preuves que j'ai fournies et sur lesquelles j'appuie mon opinion me paraissent concluantes ; la situation physique et morale des détenues journalières, ménagères et travailleuses de terre s'altère par leur séjour dans la maison centrale.

Ce que je propose me paraît applicable dans toutes les maisons centrales placées au centre des pays agricoles.

On a objecté la difficulté d'avoir dans les prisons, ou à leur proximité immédiate, des terrains assez vastes pour employer à la culture une certaine partie de la population de ces maisons.

Une autre objection sera faite aussi, sur la proposition de placer au dehors des femmes pour les travaux des champs, chez quelques cultivateurs.

J'ai déjà répondu à la première de ces objections et en partie à la seconde ; je n'y vais revenir que bien rapidement et pour compléter ce que je voulais dire à ce sujet.

On déplore depuis longtemps l'empressement souvent doublement funeste avec lequel les cultivateurs riches ou même seulement à l'aise dirigent leurs enfants vers une carrière différente de la leur. Au lieu de les placer à la tête de leur exploitation, ils croient, en flattant leur amour-propre, rehausser leur famille en les voyant prêtres, notaires, avocats ou médecins. Hélas ! que ne puissent-ils lire et surtout retenir ces beaux vers des deux premiers poëtes de l'antiquité latine, ainsi que ceux de nos poëtes français Delille et Andrieux :

O fortunati nimium sua si bona nôrint agricolæ !  (VIRGILE, *Géorgiques.*)

O trop heureux cultivateurs, s'ils connaissaient les biens qu'ils possèdent !

> Beati qui procul negotiis,
> Ut prisca gens mortalium.  (HORACE.)

## Autres vers d'Andrieux :

> Heureux qui loin du bruit, sans projets, sans affaires,
> Cultive de ses mains les champs héréditaires ;
> Qui libre de désirs, de soins ambitieux,
> Garde les simples mœurs de nos sages aïeux.

Je ne fais pas ici le procès de la vanité, c'est la mission du moraliste ou du philosophe. Je veux encore moins combattre les véritables vocations, surtout lorsqu'elles surgissent des rangs populaires avec toutes les conditions qui en assurent le succès pour le bien de l'individu et les avantages du pays. Mais combien de fois la tendresse ou l'ambition paternelles, aveugles, ou trop bien prévenues, ne se sont-elles pas égarées et n'ont-elles pas été déçues? Combien de fois la jeunesse inexpérimentée et confiante n'a-t-elle obéi, en s'élançant dans une autre carrière, qu'à une impulsion dont elle ne pouvait calculer la portée ni prévoir les conséquences?

Déceptions et regrets arrivent alors trop tard; la destinée est faite, il la faut subir, ou ne la changer qu'en perspective d'autres conséquences périlleuses.

Le journalier, imitant l'exemple de son maître ou de celui qu'on nomme bourgeois, rêve aussi une autre position; il s'empresse de changer sa bêche et sa pioche contre un marteau ou un autre outil industriel.

Chaque jour le goût de l'agriculture se perd et les classes agricoles se déciment, malgré les promesses et les récompenses que prodiguent les comices agricoles, malgré l'exemple de laborieux et dignes laboureurs.

Ces émigrations nuisent aux intérêts des propriétaires, augmentent les difficultés de la culture, et jettent le découragement parmi les possesseurs agricoles.

Il faut donc, par tous les moyens au pouvoir de la société, et dont le gouvernement peut disposer, ramener les cultivateurs détenus à leurs travaux : 1° en établissant partout où il y a possibilité des ateliers agricoles ; 2° en encourageant les propriétaires des terrains avoisinant les prisons à patroner un ou plusieurs prisonniers, et en récompensant ceux qui le feront ; 3° enfin, par la formation d'une société de patronage, selon le mode établi par les sociétés de patronage des forçats, avec les modifications nécessaires au service, à la position locale et au sexe des *détenues*.

Mais comment exercerait-on une surveillance assez exacte pour que les femmes, tout en travaillant au dehors, fussent encore soumises au régime disciplinaire. J'ai indiqué plus haut, en réfutant l'objection faite à ce sujet, comment on pouvait pourvoir à cette difficulté et même la prévenir, quand il s'agit du travail agricole collectif et dans les terrains de la maison centrale même ; mais en ce qui concerne les ateliers agricoles de patronage, voici ce qui, à mon avis, pourrait être fait.

Dès que, par une mesure ministérielle, une société de patronage serait autorisée à se former, les personnes qui la composeraient seraient soumises à des conditions telles que celles-ci : 1° d'être d'une probité reconnue ; 2° de ne laisser établir aucune relation verbale ou autre avec les personnes familières ou étrangères à la maison du patron où est placée la détenue, et surtout entre sexe différent ; 3° obliger la détenue au silence, qui ne serait rompu que dans les heures de repos et en présence des surveillants ou du patron ; 4° réclamer chaque jour du patron un rapport sur les détenues qu'il emploiera, et dans lequel il signalera les infractions à la règle imposée, la paresse, la négligence et la conduite journalière de chaque détenue ; 5° charger les surveillants et surveillantes de conduire chaque matin les détenues chez le patron pour venir le soir les reprendre et les réintégrer dans la prison ; 6° visiter fréquemment les ateliers externes ; 7° rendre responsable chaque personne, en ce qui pourrait les concerner, des infractions commises au règlement qui régirait le patronage.

Les détenues cultivatrices pourraient être divisées en deux classes : 1° celles pour le travail agricole dans les prisons ; 2° celles pouvant être remises à la société de patronage.

La première catégorie comprendrait les détenues dont le caractère et la conduite ne présenteraient pas des garanties suffisantes pour leur accorder la faveur du travail externe. Les travaux externes ne pourraient jamais être accordés aux condamnées aux travaux forcés, à moins qu'il n'y ait eu la grâce d'une partie de la peine.

Dans mon opinion, on ne devrait soumettre aux ateliers externes : 1° que les condamnées à des peines de courte durée ; 2° les condamnées dont la conduite avant et après le jugement a été bonne, et dont la nature du délit n'est pas dangereuse pour la sécurité de la société.

Enfin, on y enverrait, comme pour être éprouvées, les détenues que l'on juge dignes d'obtenir leur grâce. Ainsi, chaque année, on présente au gouvernement un tableau dit des grâces. La désignation de celles qui doivent obtenir cette faveur se fait par le directeur, sur les titres que peuvent avoir les condamnées et les renseignements par lui recueillis.

Un certain nombre obtiennent remise pleine et entière ; les autres voient diminuer leur peine et conservent l'espoir qu'après avoir fait la moitié du temps, elles obtiendront une nouvelle faveur.

Pour moi, cette épreuve n'est pas suffisante ; le prisonnier est intéressé à se bien conduire, et pour arriver à être distingué, il trompe très-souvent la surveillance la mieux entendue. Son rêve, c'est la liberté ; pour la conquérir, il n'y a pas de dissimulation dont il ne soit capable.

On pourrait alors procéder d'une tout autre manière. Dès qu'un prisonnier ou une prisonnière a obtenu la faveur d'être porté sur le tableau des grâces, au lieu de la remise de la peine, le ministère, sur l'examen des dossiers, désignerait, pour les ateliers externes du travail agricole, ceux qu'il croit en état d'y être dirigés. Cette épreuve durerait une année, pendant toute la durée de laquelle il faudra que la conduite soit plus régulière ; une faute grave entraînerait le retrait de l'atelier ; une tentative d'évasion priverait à tout jamais du travail externe, en outre des peines qui pourraient être infligées par mesure administrative; dans tout cas radiation du tableau des grâces. Cette nouvelle création rendrait alors les prisonniers vraiment moralisés. La société les observerait assez long-temps avant leur sortie définitive, pour moins s'en défier ; le passe-port de la prison ne serait plus alors un passe-port de réprobation ; la femme de la campagne, recommandée par la société de patronage, retrouverait à son retour dans ses foyers confiance et travail, et par suite sa moralisation se consoliderait pour peut-être ne plus se démentir.

Je pourrais citer plus d'un exemple des heureux effets de ce patronage mis en pratique pour les détenus libérés. Et ne sait-on pas déjà tout le bien qu'ont fait les sociétés de patronage des forçats libérés constituées dans plusieurs villes de France, sous la parole évangélique d'un digne ecclésiastique, M. l'abbé Lavigne, et la protection et la coopération des hauts fonctionnaires administratifs et judiciaires.

On ne doit pas s'illusionner entièrement sur la possibilité de la formation de plusieurs sociétés de la nature de celle dont je désire voir la propagation.

Il est fort difficile de rencontrer dans une même localité beaucoup d'hommes voulant se consacrer à cette œuvre avec tout le dévouement et l'abnégation qu'il faut y apporter; mais enfin on ne doit pas désespérer de la possibilité d'y réussir.

Les avantages des ateliers externes rejailliraient sur les détenus travaillant dans l'intérieur de la prison, la diminution de la population des ateliers industriels permettrait d'essayer de faire des catégories de délits ou de crimes; car on ne peut pas toujours éviter qu'une fille de seize ans, qui n'a que peu péché, ait pour voisine une femme souillée de crimes ou livrée par habitude à la débauche, et malgré la sévérité de l'application de la loi du silence, on ne peut pas encore éviter qu'il n'y ait des paroles échangées, paroles provocatrices, premiers éléments d'un retour au mal et dont la perpétration ne se fait pas attendre sitôt la libération venue. Les catégories seraient faciles dans les colonies pénitentiaires. Je crois donc ma proposition d'une exécution possible. Les difficultés peuvent se vaincre avec de la résolution dans la volonté et de la persistance dans les moyens à employer.

Labor improbus omnia vincit.

a dit encore Virgile.

Aux ateliers pour le noviciat ne se bornerait pas la sollicitude dont je désire voir entourer la détenue graciée. Je voudrais voir s'étendre cette faveur sur les libérées. Un règlement administratif interdit la demeure d'un libéré (sauf exception) au voisinage de la prison qu'il quitte. Cette sage mesure pourrait se modifier pour le détenu ou la détenue qui aurait fourni depuis longtemps des garanties de bonne conduite. Dans ce cas il pourrait lui être permis de rester chez la personne qui l'aurait occupé, ou consentirait à l'occuper encore.

Le gouvernement pourrait aussi autoriser la création d'un atelier industriel pour les détenus libérés, atelier soumis à une surveillance aux frais de l'entrepreneur et sous l'inspection du directeur et de l'inspecteur de la maison centrale, ainsi que sous la haute inspection du maire de la localité.

Une bonne innovation serait la création d'un atelier externe distinct et toujours aux frais de l'entrepreneur, pour les détenus qui, ne travaillant pas à la terre, mériteraient la faveur du tableau des grâces. Cet atelier serait combiné dans le même sens et pour atteindre le même but que les ateliers agricoles.

En ce moment la création de cet atelier est tellement possible, que l'entrepreneur qui fait travailler dans la maison centrale, fait l'offre de l'établir à ses frais, avec tous les ustensiles mobiliers et autres frais nécessaires à l'exploitation de son industrie.

Il y a aussi à Cadillac un autre moyen d'employer un plus grand nombre de femmes de peine, buandières ou couturières. L'asile des aliénés établi dans cette ville, ayant une population de 400 personnes, dépense des sommes assez considérables pour les femmes de journées employées à la buanderie, à la réparation des gros vêtements. Il deviendrait facile de prendre ces ateliers parmi les détenues, avec d'autant plus de possibilité, que, d'une part, les détenues seraient dans des bâtiments tout à fait spéciaux et sous la garde et la conduite de religieuses du même ordre que celles de la prison ; que, d'une autre part, il n'y aurait pas crainte de faire concurrence aux femmes de journées du pays : celles occupées dans l'asile viennent de la Bretagne et y retournent aussitôt qu'elles y sont rappelées. Si cette proposition était acceptée, il y aurait une grande économie pour l'asile des aliénés et profit pour l'État et les détenues.

Si la société doit gagner aux améliorations que je propose, la santé des détenues en subira un bien plus important avantage.

Dans plusieurs maisons centrales, la population qu'on y renferme gagne la santé pendant le séjour qu'elle y fait, si ce séjour n'y est pas prolongé. La maison de Clermont (Oise) en fournit un exemple. Cette prison n'a presque pour habitantes que des femmes, venant de Paris ou des grandes villes manufacturières qui l'environnent. Cette population, habituée à ne vivre que dans des chambres étroites, mal aérées, recevant les émanations malsaines et multiples de la grande ville, se livrant à des excès de travail et de débauches, se nourrissant mal et se vêtant peu ; cette population, dis-je, trouve au contraire dans le séjour de Clermont, un air pur, une campagne fertile, une propreté irré-prochable, des vêtements chauds, une nourriture régulière, des instructions religieuses qu'on est dans l'obligation d'écouter ; cette réunion d'élé-ments, de bien-être du prisonnier change les con-ditions de santé de la femme de la ville ; le changement est à son avantage. Il n'y a que peu ou point de scrofules dans cette maison de détention.

Il n'en est pas de même de la maison centrale de Cadillac. La population qu'on y renferme est une population libre, habituée à respirer sur les hautes et fertiles montagnes des Pyrénées, ou dans les beaux et magnifiques vallons du Lot-et-Garonne, ou des départements limitrophes.

Ces femmes, faites pour la vie de campagne, qui sans avoir une nourriture choisie, la préparent à leur goût, l'assaisonnent de condiments avec lesquels elles surexcitent l'appétit, puis, presque toutes complètent le repas par l'usage du vin, dont la qualité inférieure ressemble aux bonnes qualités du vin de Bourgogne. Toutes ces femmes, dis-je, soumises à la régularité du régime disciplinaire, à une nourriture uniforme et peu condimentée, éprouvent, malgré la beauté du pays, la magnificence de la prison qu'elles habitent, des changements physiques tels, qu'au bout de quelques mois de séjour, il serait difficile de ne pas être douloureusement affecté ; aussi la fréquence des scrofules y augmente-t-elle chaque jour.

La nouvelle organisation, ainsi que je la comprends, ainsi qu'elle est désirable, imposerait, il est vrai, d'immenses et nouveaux devoirs aux divers fonctionnaires des maisons centrales. Mais doit-on reculer devant aucun devoir, en présence d'avantages si importants pour la société et les individus objets actuels de sa soucieuse sollicitude.

Certes, on ne peut se dissimuler que la mission d'un directeur de maison centrale ne soit grave, car elle ne se borne pas à des détails bureaucratiques et administratifs plus ou moins multipliés, à des précautions et des mesures de police et de surveillance plus ou moins. bien établies et exécutées. Son rôle est plus grand, sa position plus haute, et ses devoirs plus difficiles ; il faut être à la fois administrateur, agriculteur et moralisateur.

M. Béranger, de la Drôme, a dit : « La ré-
« forme des prisons est une œuvre longue et qui
« demande toutes les forces de la société, en par-
« ticulier le concours dévoué et intelligent des
« fonctionnaires de ces établissements. Il faut que
« les qualités d'un directeur soient celles d'un
« homme supérieur résumant en lui, pensée, in-
« telligence, morale et fermeté. »

Parmi ses utiles auxiliaires, le directeur a entre autres près de lui l'aumônier et le médecin. Il peut, sans envahir le domaine de l'un ou de l'autre, et en utilisant leur intelligent et dévoué concours, obtenir d'heureux résultats pour son administration.

L'aumônier, par ses instructions religieuses et la direction des consciences, a une grande et puissante influence; certes, dans les prisons, tous les aumôniers sont à la hauteur de leurs devoirs; le zèle qu'ils apportent dans leur accomplissement en est un sûr garant. Ils sont aidés en outre par les religieuses surveillantes, dont le mérite et l'abnégation égalent la foi et la charité; cependant je me permettrai d'émettre ici un double vœu. Une éducation spéciale devrait être donnée aux religieuses qui sont appelées à vivre avec les prisonnières. Il est dans les mœurs et les habitudes de ces dernières, des particularités que ne peuvent toujours ignorer les personnes commises à leur surveillance. Cela est plus important qu'on ne pourrait le croire.

J'en dirai autant des aumôniers, et par conséquent ne pourrait-on pas aussi leur donner une éducation spéciale en rapport avec les fonctions auxquelles ils se destinent, ou les constituer en corps particulier comme on vient de le faire pour la marine.

Ainsi comprenaient la mission des aumôniers de prison, MM. de Martignac et de Montbel, quand, dans leur Rapport au roi, le 16 janvier 1829, ils disaient : « Il faut aux pieux ecclésiastiques qui se « vouent à cette laborieuse tâche, bien du cou- « rage, de la patience et de la charité. Le vice et le « crime sont incrédules et endurcis, et la parole

« consolatrice trouve souvent des cœurs peu dis-
« posés à l'entendre ; toutefois, quelques remords,
« quelques repentirs obtenus, dédommagent de
« tant d'efforts inutiles. »

M. de Gasparin s'exprimait encore dans un Rapport au roi en 1837 :

« L'instruction religieuse ne devrait jamais être
« séparée de l'instruction morale dans les prisons.»
Ailleurs il dit encore :

« Il y a dans le personnel des aumôniers des
« hommes charitables, qui pousseraient même par-
« fois jusqu'à l'excès la charité envers les déte-
« nus, si les lumières de leur raison ne venaient
« contenir les premiers élans de leur cœur. Il y a
« aussi des hommes d'un admirable dévouement,
« mais la mission d'un aumônier n'est pas celle
« d'un distributeur d'aumônes ; elle est plus grande
« et plus élevée, elle est aussi plus difficile, et c'est
« sans doute parce que le public ne l'apprécie que
« d'après la manière dont elle est parfois remplie,
« qu'il n'en comprend pas toujours l'importance ;
« il faut aux prisons des hommes d'un mérite su-
« périeur, car ces fonctions exigent autant de lu-
« mière que de zèle, autant de tolérance et de sa-
« gesse que de dévouement et de charité. »

Quant au médecin, il n'a pas toujours pour mission l'application de ses connaissances en théra-

peutique et en matière médicale; il a aussi un sacerdoce à accomplir, il a des douleurs et des plaies physiques et morales à calmer et à guérir. Le médecin des prisons, lorsqu'il a des malades à son infirmerie, traite le moral du prisonnier tout en lui administrant les secours de la médecine; il sait à propos parler à son intelligence par de sages avis ; il doit combattre les causes qui peuvent avoir conduit le détenu à commettre un délit ou un crime. Il agit sur le moral du prisonnier, comme l'aliéniste le fait vis-à-vis d'intelligences non perdues, mais dont les facultés ont subi des modifications dans le libre arbitre. Le docteur E. Carrière a dit : « Le « médecin est investi d'un sacerdoce et vit d'une « industrie, il remplit une fonction et tire ses « moyens d'existence d'un état.

« Cette double condition lui permet de s'élever « bien haut, ou peut le faire descendre bien bas. « S'il exerce la profession avec dévouement, dés- « intéressement et dignité, il n'y a pas de posi- « tion qui soit au-dessus de la sienne. S'il veut ar- « river promptement à la fortune, il oublie ses « devoirs pour imiter les vulgaires industriels, il « ne mérite plus la considération, il descend jus- « qu'au mépris. »

M. Bérenger, de la Drôme, a dit : « Il faut aussi « que le médecin de prison soit à la hauteur de sa

« mission. Dans les prisons, plus qu'ailleurs, le
« médecin accomplit un véritable sacerdoce, unis-
« sant la science à la connaissance du cœur hu-
« main. »

Et comme le dit encore M. le docteur Ferrus :
« Nul ne peut posséder plus entièrement que le
« médecin la confiance des détenus, mieux con-
« naître leur caractère, exercer une influence plus
« efficace sur leurs sentiments, en soulageant leurs
« maux physiques, et en profitant de ce moyen
« d'ascendant pour leur faire entendre des paroles
« sévères ou d'utiles renseignements. Des mala-
« dies plus rares ou moins graves, et par suite un
« affaiblissement de mortalité, une régularité plus
« complète dans le service, une amélioration plus
« facile et plus salutaire doivent être le résultat de
« la confiance au médecin. »

J'ajoute que la médecine des prisons est une
science qui ne peut être enseignée par personne,
elle est tout expérimentale ; il faut se mettre à
l'œuvre chaque jour, et y porter une attention de
tous les instants. Aussi, le médecin ne doit pas
rencontrer sur son chemin des entraves, qui naissent trop fréquemment de la tendance qu'ont des
directeurs à croire qu'ils résument en eux seuls
toutes les sciences et les pouvoirs, sans avoir besoin de s'entendre avec le médecin pour la salu-

brité des dortoirs, ateliers et cachots, pour le régime alimentaire et tous les détails d'hygiène.

Le médecin ne peut pas et ne doit pas s'immiscer dans tout ce qui est étranger à ses attributions; mais en réclamant du médecin une attention toute particulière pour la santé des détenus, il ne faut pas enlever au service médical son importance; partout où l'avis du médecin est nécessaire, ou seulement utile, il doit être consulte, et partout il doit laisser sa trace, soit comme homme de science, soit comme homme de bien; son initiative doit être moins restreinte qu'elle l'est souvent. L'arrêté du 6 juin 1842 dit que le médecin *pourra* assister au prétoire, mais sans voix délibérative; nous devons respecter et nous respectons la décision ministérielle; toutefois, je me permettrai de demander le remplacement du mot pourra, par celui *devra*, afin que lorsqu'il s'agira de prononcer une peine de certaine nature ou de certaine durée, le directeur soit instruit par le médecin de la santé du délinquant, de son caractère, de ses habitudes et des effets physiques ou moraux que pourra avoir telle ou telle punition à son égard.

En terminant ce paragraphe, j'émets le désir de voir l'autorité supéricure autoriser la publication d'une feuille mensuelle, intitulée : *Recueil administratif et Annales d'hygiène des prisons.* Ce journal,

7

publiant toutes les circulaires, lois, décrets et règlements sur les prisons, bagnes, colonies pénitentiaires et régime pénitentiaire, servirait aussi de compendium, où chaque médecin des prisons consignerait ses observations sur les maladies régnantes et autres, pouvant servir à l'instruction de chaque praticien sur tout ce qui a rapport à l'hygiène et à la salubrité des prisons.

La présence des hauts fonctionnaires produit dans les prisons de l'animation parmi les détenus. Ces derniers ont l'espoir, dans cette visite officielle, de pouvoir ou devoir obtenir un adoucissement à leur captivité, ou se croient fondés à formuler une plainte pour un tort souvent imaginaire, persuadés qu'ils sont que, séance tenante, il sera donné un blâme à l'employé qu'on n'aime pas, ou qui tient à la stricte exécution des règles disciplinaires.

L'autorité qui visite une prison a trop de dignité pour accorder une grâce quelconque, sans s'en être entendu avec le directeur, qui seul possède tous les renseignements propres à éclairer sur la valeur de la réclamation ou de l'indulgence, et dans le cas d'affirmative, la remise de la peine disciplinaire ne se fait que pour célébrer la présence du haut fonctionnaire.

Il n'en pourrait être autrement, car le directeur est **responsable de tous les actes de son adminis-**

tration, des faits et gestes des détenus, de leur travail et de leur moralisation; il est, en un mot, la pondération vivante du système pénitentiaire.

C'est ce que comprennent, à un haut degré, messieurs les inspecteurs généraux dans leurs tournées annuelles.

Ils écoutent les réclamations des prisonniers, leur donnent des consolations, de sages avis et quelquefois des paroles de réprimandes, mais sans jamais affaiblir l'autorité du directeur, et s'ils font remise des punitions qui existent à leur arrivée, c'est toujours après en avoir préalablement conféré avec le directeur. C'est en présence de ce fonctionnaire, et même quelquefois de toute l'administration assemblée à ce sujet, que messieurs les inspecteurs généraux prononcent la remise des peines, et profitent de cette réunion solennelle pour adresser une allocution aux prisonniers, les invitant paternellement à une meilleure conduite, à l'amour du travail, à l'observation rigoureuse des règles disciplinaires, ainsi qu'à faire tous leurs efforts pour puiser dans les instructions religieuses, la volonté d'une durable moralisation, afin de pouvoir à leur libération rentrer dans la société animés d'un véritable repentir.

Les magistrats pourraient aussi exercer une influence de moralisation des plus efficaces. Le Code d'instruction criminelle prescrit aux présidents des cours d'assises de visiter les prisons au moment des assises pour y voir les accusés ; mais une fois que la condamnation est prononcée, le prisonnier est remis à l'administration chargée de veiller à l'exécution de la peine, et qui devient seule responsable, et peut, un peu plus tard, proposer un adoucissement aux exigences et aux rigueurs de la loi appliquée par le magistrat, qui ne doit plus, dès ce moment, s'occuper du condamné ; exclusion d'une part et attribution d'une autre, motivées sans doute par la raison de séparation nécessaire entre les fonctions administratives et les fonctions judiciaires, mais qui est erronée dans la pensée et se contredit dans son application par une multitude d'exemples d'immixtion de l'autorité judiciaire aux actes de l'autorité administrative, ou réciproquement de celle-ci à la première.

Privée dans ce cas, est l'autorité administrative, soit pour la conduite à tenir dans la prison envers le condamné, soit pour l'octroi des grâces ou des commutations de peine, des renseignements et des conseils les plus précieux, dont les éléments sont puisés par les magistrats dans les diverses circonstances de l'instruction et du procès qu'elle a dirigés.

Les visites trop rares des fonctionnaires ou magistrats étrangers à la situation pénitentiaire, auraient pour les détenus soupçonneux des conséquences morales qui viendraient en aide et en complément aux heureux effets que peuvent produire les inspections générales dans les prisons et maisons de détention (1).

Ma tâche est achevée ; volontairement recherchée, consciencieusement remplie, puisse-t-elle être bientôt complétement fructueuse. Aimant mon semblable quoique dégradé par le crime et les vices et flétri par la loi, j'ai songé souvent aux moyens de le relever de cette dégradation, d'effacer cette flétrissure, et j'ai indiqué ici quelques-uns de ces moyens.

Médecin, et à ce titre en possession de connaissances et d'expériences spéciales, utiles pour l'amélioration et la conservation de l'être physique et moral du détenu, j'ai voulu ici faire servir à ce double but ces connaissances et ces expériences. Médecin de maison centrale et chargé ainsi d'une mission grave et exceptionnelle (je le comprends du moins ainsi), j'ai dû observer, constater et dire, comme médecin, tout ce qui, pour les déte-

(1) Ordonnance de 1670, titre XIII ; Codes civil, d'instruction criminelle, et pénal, 1803, 1808, 1810 ; et dispositions réglementaires, 1er février 1837, article 7, paragraphe 7.

nus en général, et surtout pour celles confiées à mes soins, était préjudiciable ou salutaire.

Fonctionnaire devant être intelligent et dévoué à l'administration qui a dans ses attributions l'amendement et la moralisation des condamnés, il m'appartient de lui donner, et elle avait droit de me demander tous les renseignements que mes fonctions m'ont fournis, toutes les modifications que ma pratique m'a révélées nécessaires et utiles.

A elle maintenant, déjà sérieusement préoccupée des choses que je viens de traiter, à les apprécier dans sa haute sagesse, à les réaliser avec promptitude, et à les maintenir avec fermeté et persévérance. La reconnaissance des individus dont elle aura amélioré le sort présent et à venir, ne fera que précéder celle de la société à qui elle aura enlevé bien des craintes, donné plus de sécurité, et procuré peut-être aussi des avantages qui, pour nous peut-être, ne seront d'abord que des fruits peu abondants et imparfaits, formés sous l'influence froide encore et comprimante de la prison, mais qui ne tarderont pas, au grand air de la liberté, de se développer et de mûrir, pour se multiplier abondants et savoureux.

Espérons que l'empereur Louis-Napoléon III, qui préside avec tant de gloire et de sagesse aux destinées de la France, et à l'œil perçant de qui rien n'échappe, du cœur bienfaisant à qui toutes les améliorations possibles sont sympathiques, daignera porter son attention vers les maisons centrales et les prisons. et y faire pénétrer, comme il l'a si puissamment fait dans le gouvernement, la réforme, l'ordre et la dignité; car rendre l'homme meilleur, c'est lui rendre sa dignité, c'est ajouter à celle qu'on a personnellement.

Là aussi, son nom sera béni comme sous le chaume, où, selon sa populaire parole, il a plus d'amis que dans les palais.

Déjà sous son inspiration et par son ordre, une loi vient d'être élaborée au conseil d'État et présentée au corps législatif, pour l'exécution de la peine des travaux forcés ; véritable et salutaire réforme depuis longtemps désirée et toujours ajournée. Puisse bientôt venir le tour des maisons centrales et des prisons. La loi présentée est de bon augure et n'est sans doute que le premier titre d'un nouveau code Napoléon ou code pénitentiaire dont le décret du 9 décembre 1850 est l'énergique préface.

FIN.

Corbeil, typ. de Crété.

# TABLE DES MATIÈRES.